现代临床护理理论与操作技术

张建华 江 静 房广凤 杨秋荣 曹 艳 编 著

U0391052

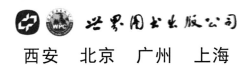

世界图书出版公司

西安 北京 广州 上海

图书在版编目（CIP）数据

　现代临床护理理论与操作技术/张建华等编著.—西安：世界图书出版西安有限公司，2021.7
　ISBN 978-7-5192-8828-0

　Ⅰ.①现… Ⅱ.①张… Ⅲ.①护理学 Ⅳ.①R47

　中国版本图书馆CIP数据核字（2021）第155545号

书　　名	**现代临床护理理论与操作技术**	
	XIANDAI LINCHUANG HULI LILUN YU CAOZUO JISHU	
编　　著	张建华　江　静　房广凤　杨秋荣　曹　艳	
责任编辑	杨　莉	
装帧设计	济南睿诚文化发展有限公司	
出版发行	**世界图书出版西安有限公司**	
地　　址	西安市锦业路1号都市之门C座	
邮　　编	710065	
电　　话	029-87214941　029-87233647（市场营销部）	
	029-87234767（总编室）	
经　　销	全国各地新华书店	
印　　刷	山东麦德森文化传媒有限公司	
开　　本	787mm×1092mm　1/16	
印　　张	13.5	
字　　数	233千字	
版次印次	2021年7月第1版　2021年7月第1次印刷	
国际书号	ISBN 978-7-5192-8828-0	
定　　价	98.00元	

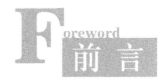

前言

　　护理学是将自然科学与社会科学紧密联系起来的,为人类健康服务的综合性应用科学。护理工作是医疗工作的重要组成部分,现代医学发展日新月异,护理工作也更趋于多元化,护理模式、护理观念不断更新,"以人为中心"的整体护理理念深入人心。随着人们健康观念与健康需求的不断增加,护理工作者被赋予了更艰巨的任务。为了培养出更多合格的护理人员,提高现有护理从业人员的技术水平,我们特组织多位有丰富临床经验的护理专家共同编写了这本《现代临床护理理论与操作技术》。

　　本书分为 6 章,详细介绍了神经内科、呼吸内科、骨外科、普外科、妇产科及儿科护理,对临床各种常见疾病的病因、病理、临床表现、护理问题、护理措施等进行了详细阐述。本书总结近年来临床护理的新进展,注入了更加科学性、先进性、启发性、适用性的内容,以期做到内容翔实、文字精练、重点突出,以更好地适应科学技术的发展和医学模式的变化,并能够为各级临床护理人员提供有力的指导与借鉴,为提升我国临床护理质量做出应有的贡献。

　　尽管在本书编撰过程中,各位编者都做出了巨大的努力,对稿件进行了多次认真的修改,但限于个人学识,加之编写经验不足,书中恐存在遗漏或不足之处,敬请广大读者提出宝贵的修改意见,以期再版时修正和完善!

《现代临床护理理论与操作技术》编委会

2021 年 2 月

Contents
目 录

第一章 神经内科护理 ……………………………………………………………（1）

　第一节 脑出血 ……………………………………………………………（1）

　第二节 短暂性脑缺血发作 ………………………………………………（8）

　第三节 脑血栓形成 ………………………………………………………（11）

　第四节 病毒性脑膜炎 ……………………………………………………（17）

　第五节 重症肌无力 ………………………………………………………（21）

第二章 呼吸内科护理 ……………………………………………………………（26）

　第一节 肺炎 ………………………………………………………………（26）

　第二节 支气管哮喘 ………………………………………………………（29）

　第三节 支气管扩张 ………………………………………………………（32）

　第四节 慢性阻塞性肺疾病 ………………………………………………（37）

　第五节 呼吸衰竭 …………………………………………………………（42）

第三章 骨外科护理 ………………………………………………………………（46）

　第一节 颈椎病 ……………………………………………………………（46）

　第二节 腰椎间盘突出 ……………………………………………………（53）

　第三节 肩关节脱位 ………………………………………………………（61）

　第四节 髋关节脱位 ………………………………………………………（67）

　第五节 脊柱骨折 …………………………………………………………（74）

　第六节 四肢骨折 …………………………………………………………（80）

第四章 普外科护理 …………………………………………… (92)

    第一节 甲状腺疾病 …………………………………………… (92)

    第二节 肠梗阻 ………………………………………………… (97)

    第三节 急性阑尾炎 …………………………………………… (102)

    第四节 溃疡性结肠炎 ………………………………………… (112)

    第五节 克罗恩病 ……………………………………………… (122)

第五章 妇产科护理 …………………………………………… (135)

    第一节 子宫颈炎症与盆腔炎性疾病 ………………………… (135)

    第二节 子宫内膜异位症与子宫腺肌病 ……………………… (140)

    第三节 胎盘与胎膜异常 ……………………………………… (145)

    第四节 分娩期并发症 ………………………………………… (155)

    第五节 产褥期并发症 ………………………………………… (163)

第六章 儿科护理 ……………………………………………… (171)

    第一节 急性颅内压增高与脑疝 ……………………………… (171)

    第二节 急性上呼吸道感染 …………………………………… (175)

    第三节 反流性食管炎 ………………………………………… (178)

    第四节 消化性溃疡 …………………………………………… (180)

    第五节 胸膜炎 ………………………………………………… (183)

    第六节 急性胰腺炎 …………………………………………… (187)

    第七节 先天性巨结肠 ………………………………………… (190)

    第八节 癫痫 …………………………………………………… (197)

参考文献 ………………………………………………………… (206)

第一章

神经内科护理

第一节　脑出血

脑出血系指原发性非外伤性脑实质内出血。发病率为每年（60～80）/10万人，在我国占全部脑卒中的20％～30％。虽然脑出血发病率低于脑梗死，但其致死率却高于后者，急性期病死率为30％～40％，其中大脑半球出血占80％，脑干和小脑出血占20％。

一、病因

（一）高血压并发细小动脉硬化

高血压并发细小动脉硬化为脑出血最常见病因，多数在高血压和动脉硬化并存情况下发生。

（二）颅内动脉瘤

颅内动脉瘤主要为先天性动脉瘤，其次是动脉硬化性动脉瘤和外伤性动脉瘤。

（三）动静脉血管畸形

血管壁发育异常，易致出血。

（四）其他

脑动脉粥样硬化、脑底异常血管网症、血液病（如白血病、血小板减少性紫癜、再生障碍性贫血、红细胞增多症、血友病、镰状细胞病等）、抗凝及溶栓治疗。

二、临床表现

出血的临床表现不一，主要取决于出血的量和出血部位，若出血的部位在脑干,即使出血量不大,病情也比较危急。

(一)临床特点

(1)脑出血常见于 50 岁以上患者,男性多于女性,冬春季易发,常有高血压病史。

(2)多在情绪激动或活动中突然发病,发病后病情常于数分钟至数小时内达到高峰。

(3)脑出血发病后血压常明显升高,并出现头痛、呕吐、不同程度的意识障碍,如嗜睡或昏迷等。

(二)临床表现

由于出血部位和出血量不同,临床表现各异,具体分述如下。

1.基底核区出血

(1)壳核出血:最常见,占脑出血的 50%～60%,系豆纹动脉,尤其是其外侧支破裂所致,壳核出血最常累及内囊而出现偏瘫、偏身感觉障碍及偏盲,还可出现双眼球向病灶对侧同向凝视不能。优势半球受累可有失语。出血量小(<30 mL)时,临床症状轻,预后较好;出血量较大(>30 mL)时,临床症状重,可出现意识障碍,诱发脑疝,导致死亡。

(2)丘脑出血:占脑出血的 10%～15%,系丘脑膝状体动脉和丘脑穿通动脉破裂所致,常有对侧偏瘫、偏深感觉障碍,通常感觉障碍重于运动障碍。深浅感觉均受累,而深感觉障碍更明显。脑出血可有特征性眼征,如上视不能或凝视鼻尖、眼球偏斜或分离性斜视、眼球汇聚障碍和无反应性小瞳孔等。少量丘脑出血致丘脑中间腹侧核受累可出现运动性震颤和帕金森综合征样表现;累及丘脑底核或纹状体可呈偏身舞蹈-投掷样运动;优势侧丘脑出血可出现丘脑性失语、精神障碍、认知障碍和人格改变。

(3)尾状核头出血:较少见,多由高血压动脉硬化和血管畸形破裂所致,一般出血量不大,多经侧脑室前角破入脑室;常有头痛、呕吐、颈强直、精神异常,神经系统功能缺损症状并不多见,故临床酷似蛛网膜下腔出血。

2.脑叶出血

脑叶出血占脑出血的 5%～10%,常由脑动脉畸形、血管淀粉样病变、血液病等所致。出血以顶叶最常见,其次为颞、枕、额叶,也有多发脑叶出血病例,如额叶出血可有偏瘫、尿便障碍、Broca 失语、摸索或强握反应等;颞叶出血可有Wernicke 失语、精神症状、对侧上象限盲、癫痫;枕叶出血可有视野缺损;顶叶出血可有偏身感觉障碍、轻偏瘫、对侧下象限盲,非优势半球受累可有构象障碍。

3.小脑出血

小脑出血约占脑出血的 10％,多由小脑上动脉分支破裂所致;常有头痛、呕吐、眩晕和共济失调明显,起病突然,可伴有枕部疼痛。出血量较少者主要表现为小脑受损症状,如患侧共济失调、眼震和小脑语言等,多无瘫痪;出血量较多者,尤其是小脑蚓部出血,病情迅速进展,发病时或病后 12～24 小时出现昏迷及脑干受损征象,双侧瞳孔缩小如针尖样、呼吸不规则等。暴发型则常突然昏迷,在数小时内迅速死亡。

4.脑干出血

(1)脑桥出血:约占 10％,多由基底动脉脑桥支破裂所致,出血灶多位于脑桥基底部与被盖部之间。大量出血(血肿>5 mL)累及双侧被盖部和基底部,常破入第四脑室,患者迅速出现昏迷、双侧针尖样瞳孔、呕吐咖啡样胃内容物、中枢性高热、中枢性呼吸障碍、眼球浮动、四肢瘫痪和去大脑强直发作等。少量出血可无意识障碍,表现为交叉性瘫痪和共济失调性瘫痪,两眼向病灶侧凝视麻痹或核间性眼肌麻痹。

(2)中脑出血:少见,常有头痛、呕吐、意识障碍,轻症表现为一侧或双侧动眼神经不全麻痹、眼球不同轴、同侧肢体共济失调;重症表现为深昏迷,四肢弛缓性瘫痪,可迅速死亡。

(3)延髓出血:更为少见,临床表现为突然意识障碍,影响生命体征,如呼吸、心率、血压改变,继而死亡。

5.脑室出血

脑室出血占脑出血的 3％～5％,分为原发性和继发性脑室出血,原发性脑室出血多由脉络丛血管或室管膜下动脉破裂所致,继发性脑室出血是指脑实质出血破入脑室;常有头痛、呕吐,严重者出现意识障碍如深昏迷、脑膜刺激征、针尖样瞳孔、眼球分离斜视或浮动、四肢迟缓性瘫痪及去脑强直发作、高热、呼吸不规则、脉搏和血压不稳定等症状。临床上易误诊为蛛网膜下腔出血。

三、治疗原则与要点

治疗原则为安静卧床、脱水降颅压、调整血压、防治继发出血、加强护理、防止并发症,降低病死率、残疾率和减少复发。

(一)内科治疗

1.一般治疗

患者卧床休息,保持呼吸道通畅、吸氧、鼻饲、预防感染等。

2.调控血压

急性期脑出血患者的血压一般比平时高,是由于脑出血后颅内压增高,为保证脑组织供血的代偿性变化。当颅内压下降时血压也下降,因此脑出血急性期一般不应用降压药物降血压。当收缩压超过 200 mmHg 或舒张压超过 110 mmHg,可适当给予作用温和的药物。急性期后,血压持续过高时可系统的应用降压药。

3.控制脑水肿

药物治疗:①20%甘露醇;②病情比较平稳时可用甘油果糖;③呋塞米。

4.止血药和凝血药

止血药和凝血药仅用于并发消化道出血或有凝血障碍时。

(二)手术治疗

通常下列情况考虑手术治疗。

(1)基底核区中等量以上出血(壳核出血量≥30 mL、丘脑出血量≥15 mL)。

(2)小脑出血量≥10 mL 或直径≥3 cm,或合并明显的脑积水。

(3)重症脑室出血(脑室铸型)

(4)合并脑血管畸形、动脉瘤等血管病变。

四、护理评估

(一)病史

1.起病情况

患者是否在活动时发病;有无诱因;有无剧烈头痛、喷射性呕吐、打呵欠、嗜睡或烦躁不安等颅内压增高的表现。

2.病因与危险因素

患者是否有高血压、动脉粥样硬化、血液病或有脑卒中的家族史,是否进行过溶栓、抗凝的治疗以及目前用药情况。

3.既往史和个人史

患者是否有除危险因素以外的其他病史,如外伤史、手术史、肿瘤、过敏或中毒等。了解患者的生活方式和饮食习惯等。

(二)身体评估

评估患者的意识状态、瞳孔的变化;语言障碍及其程度;有无肢体瘫痪,肌力、肌张力如何;有无吞咽困难及饮水呛咳;有无排便、排尿障碍;有无脱水征和营养失调;脑膜刺激征和病理反射是否阳性。

(三)辅助检查

CT 扫描是诊断脑出血的首选方法,评估头部 CT 检查是否呈均匀高密度影像;MRI 检查脑干和小脑的出血病灶,但对急性脑出血诊断不及 CT;磁共振血管成像、数字减影血管造影是否发现脑血管畸形、血管瘤等病变;脑脊液压力有无增高,颜色是否正常;血常规、血液生化、凝血功能、心电图检查和胸部 X 线摄片检查有无异常。

(四)心理-社会评估

评估患者及家属对疾病的认识及对患者的支持,患者有无焦虑、恐惧心理等。

五、护理措施

(一)急性意识障碍的护理

1.休息与安全

急性期绝对卧床休息(进食和二便均在床上)2～4 周,床头抬高 15°～30°,以减轻脑水肿。恢复期遵医嘱复查 CT,根据血肿吸收恢复情况,逐步变换体位,可由卧位至坐位,再由坐位至立位,由立位至床边短暂活动,最后离床短距离行走,总之应循序渐进,不可因突然的体位变化,或体位变化幅度过大而加重出血,或诱发二次出血。保持环境的安静整洁,严格限制探视,避免情绪激动和各种刺激,各项治疗、护理操作集中进行,防止血压波动加重病情。谵妄、躁动患者加保护性床挡,必要时给约束带适当约束,使用时需家属知情同意并签字。

2.病情监测

严密观察病情变化,判断昏迷程度,定时测量生命体征、意识、瞳孔并详细记录,使用脱水药物时注意监测尿量与水电解质的变化,防止低钾血症和肾功能受损。

3.生活护理

饮食给予高蛋白、高维生素、低盐、低脂的清淡易消化饮食;吞咽障碍的患者,遵医嘱留置胃管,给予鼻饲饮食,注意防止误吸;每 2 小时更换体位 1 次,肥胖或消瘦患者应增加翻身次数,条件允许可使用气垫床,但一定要告诉患者家属使用气垫床不能代替翻身,防止压疮发生;更换体位时动作要轻柔,尽量减少头部的搬动幅度,可以考虑采用"轴线翻身",防止加重出血;保持床单位的整洁、舒适,做好口腔护理、皮肤护理和大小便护理,每天床上擦浴 1～2 次;指导患者不能用力排便,便秘时酌情给予缓泻剂或灌肠促进排便,防止因用力排便诱发二次出血;保持肢体功能位置,指导并协助肢体被动运动,防止关节僵硬、挛缩或畸形。

(二)潜在并发症

1.脑疝

(1)病情评估:评估患者意识、瞳孔、血压、呼吸、脉搏等变化。重点观察瞳孔及呼吸的变化。

(2)发现颅内压增高及脑疝先兆,立即通知医师。

(3)建立静脉通路,同时快速静脉滴注脱水药,如 20％甘露醇溶液 250～500 mL。遵医嘱应用激素或呋塞米以加强脱水作用。

(4)保持呼吸道通畅,迅速清除呕吐物及呼吸道分泌物,保证氧气供给,防止窒息及吸入性肺炎等加重缺氧。

(5)保持正常稳定的血压,从而保证颅内血液的灌注。

(6)保持水电解质和酸碱平衡。

(7)对呼吸骤停者,在迅速降颅压的基础上按脑复苏技术进行抢救。①保持呼吸道通畅,给予气管插管,必要时行气管切开,呼吸支持,可行口对口人工呼吸或应用简易呼吸器或人工呼吸器,加压给氧。②循环支持:如心搏骤停立即行胸外按压,保持心脏泵血功能。③药物支持:根据医嘱给予呼吸兴奋药、升压药、肾上腺皮质激素等综合对症处置。

(8)如病变部位和性质已明确,应立即施行手术清除病灶,同时根据医嘱立即备皮、备血,做好药物过敏试验,准备术前和术中用药等。

(9)尚未定位者应协助医师立即进行脑血管造影、头颅 CT、MRI 检查,有助于诊断。

(10)小脑幕切迹疝:若暂时不能明确诊断或未查明原因且病变不能手术者,可行颞肌下去骨瓣减压术。

(11)对枕骨大孔疝,除快速静脉滴注脱水药外,还应立即行额部颅骨钻孔脑室穿刺,缓慢放出脑脊液,行脑室持续引流,待脑疝症状缓解后,可开颅切除病变。

2.上消化道出血

(1)病情监测:注意观察患者有无上腹部疼痛、上腹部饱胀不适、恶心、呕吐、黑便等症状和体征。鼻饲的患者每次鼻饲前先回抽胃液,并观察胃液的颜色、性质和量,如为咖啡色或血性,提示发生出血;如大便呈黑色或柏油样,亦提示有出血,应留取胃液或大便标本做潜血试验。护士工作要有预见性,对有应激性溃疡危险的患者,尽早留置胃管,监测潜血试验结果,指导患者取侧卧位,或平卧位头偏向一侧,防止呕吐物误入呼吸道引起窒息或吸入性肺炎。观察患者有无面色苍白、口唇发绀、呼吸急促、烦躁不安、皮肤湿冷、血压下降等失血性休克的表现,一旦出现立即报告医师,建立静脉通道,遵医嘱予补充血容量、止血、抗休克处理。

(2)饮食护理:出血期间遵医嘱禁食,出血停止后给予清淡、易消化、无刺激性、营养丰富的饮食,如面条、蛋羹等。避免刺激、粗糙、干燥的食物,如馒头、坚果等;温度适宜,少量多餐,防止损伤胃黏膜。

(三)用药护理

(1)脱水利尿药、降压药、止血药护理要点同"脑血栓形成"中用药护理。

(2)使用抗生素时要详细询问过敏史;进行过敏试验,保证用药安全。

(3)镇静类药物对呼吸有抑制作用,因此,防止因用药而产生呼吸抑制。

(4)静脉补充钾、钠时应遵从补钾"四不宜",防止输入高渗药物产生静脉炎,若发生静脉炎,可使用50%硫酸镁湿热敷。

(四)康复护理

脑出血后只要患者的生命指征平稳、病情不再进展,应尽早进行康复护理。早期分阶段综合康复治疗护理对恢复患者的神经功能、提高生活质量有益。

(五)心理护理

意识清楚的患者,护士应关注其心理状况,做好心理护理,鼓励其树立战胜疾病的信心;意识障碍的患者,护士应安慰并指导其家属,关心支持患者,争取早日康复。

六、健康指导

(一)避免诱因

避免用力、情绪激动等外加因素,指导患者尽量避免使血压骤然升高的各种因素,情绪稳定,避免过度喜悦、愤怒、焦虑、恐惧、感伤等不良心理,建立健康的生活方式,保证充足睡眠,适当运动,避免体力或脑力的过度劳累和突然用力过猛,养成定时排便的习惯,保持大便通畅,避免用力排便,戒烟、限酒。

(二)控制高血压

遵医嘱正确服用降压药,维持血压稳定。

第二节　短暂性脑缺血发作

短暂性脑缺血(transient ischemic attack,TIA)发作是指由于某种因素造成的脑动脉一过性或短暂性供血障碍,导致相应供血区局灶性神经功能缺损或视网膜功能障碍。症状持续时间为数分钟到数小时,24小时内完全恢复,可反复发作,不遗留神经功能缺损的症状和体征。一般头部CT、MRI检查可正常。

一、病因

TIA的发病与动脉粥样硬化、动脉狭窄、心脏病、血液成分改变及血流动力学等多种病因及多种途径有关。

二、临床表现

(一)一般特点

(1)TIA好发于中老年人,男性多于女性。

(2)发作突然,局部脑或视网膜功能障碍,历时短暂,最长不超过24小时;不留神经功能缺损体征。

(3)常有反复发作的病史。

(4)患者多伴有高血压、动脉粥样硬化、心脏病、糖尿病和血脂异常等脑血管病的危险因素。

(二)颈内动脉系统

临床表现与受累血管分布有关。大脑中动脉供血区的TIA可出现缺血对侧肢体的单瘫、轻偏瘫、面瘫和舌瘫,可伴有偏身感觉障碍和对侧同向偏盲,优势半球受损常出现失语和失用,非优势半球受损可出现空间定向障碍。大脑前动脉供血区缺血可出现人格和情感障碍、对侧下肢无力等。颈内动脉主干TIA主要表现为眼动脉交叉瘫[患侧单眼一过性黑矇、失明和(或)对侧偏瘫及感觉障碍]。

(三)椎-基底动脉系统

患者常见表现为眩晕、平衡障碍、恶心、呕吐、眼球运动异常和复视;特征性症状是脑干网状结构缺血引起跌倒发作,表现为突然出现双下肢无力而倒地,但可随即自行站起,整个过程中意识清楚;可有单侧或双侧面部、口周麻木,单独出现或伴有对侧肢体瘫痪、感觉障碍、呈现典型或不典型的脑干缺血综合征;还可出现短暂性全面遗忘症,视力障碍等。

三、治疗原则及要点

TIA 是急症,是脑卒中的高危因素,TIA 发病后 2～7 天为脑卒中的高风险期,应足够重视,积极治疗。目的是消除病因,减少和预防复发,保护脑功能。

(一)病因治疗

病因治疗是预防 TIA 的关键。积极查找病因,控制危险因素。

(二)药物治疗

(1)抗血小板治疗。

(2)抗凝治疗。

(3)扩容治疗。

(4)活血化瘀型中药制剂治疗。

四、护理评估

(一)健康史

了解患者的起病情况、发作时间、发作频率、表现、持续时间、有无外伤等情况,收集患者的既往史、家族史、个人史、饮食习惯、生活方式等资料。

(二)身体状况

评估患者的生命体征、意识状态、肢体活动情况。

(三)辅助检查

头部 CT、MRI 检查大多正常,数字减影血管造影、经颅多普勒超声检查是否可见颅内外动脉狭窄,血常规、生化检查是否异常。

(四)心理-社会评估

评估患者对疾病知识的了解程度;了解家庭成员、经济状况、文化背景等,家属对患者的关心、支持情况等。

五、护理措施

(一)安全护理

(1)无论是颅内动脉系统 TIA,还是椎-基底动脉系统 TIA,发作时患者因为一过性失明或眩晕,容易跌倒或受伤,应指导患者合理休息与运动,并采取适当的防护措施。

(2)发作时卧床休息,注意枕头不宜太高(以 15°～20°为宜),防止影响头部的血液供应,仰头或头部转动时应缓慢,动作轻柔,转动幅度不要太大,防止因颈部活动速度过度或过急导致发作而跌伤。

（3）频繁发作者应避免重体力劳动,必要时如厕、沐浴以及外出活动时应有家人陪伴,洗澡时间不宜过长。

（二）运动指导

规律的体育锻炼可以改善心脏功能,增加脑血流量,改善微循环,也可以降低已升高的血压,控制血糖水平和降低体重。因此,应鼓励患者做到劳逸结合,生活规律。

（三）药物护理

指导患者遵医嘱正确用药,不能随意更改、终止或自行购药服用。如肝素抗凝治疗可出现皮肤出血点及青紫斑,个别患者甚至可诱发消化道出血。使用阿司匹林、氯吡格雷或奥扎格雷等抗血小板聚集剂治疗时,可出现食欲缺乏、皮疹或白细胞计数减少等不良反应,发现异常及时报告医师处理。

（四）病情观察

频繁发作的患者应注意观察并记录每次发作的持续时间、间隔时间和伴随症状,观察患者肢体无力或麻木是否减轻或加重,有无头痛、头晕及其他脑功能受损的表现。警惕完全性缺血性脑卒中的发生。

六、健康指导

（一）疾病知识指导

本病为脑卒中的先兆表现,未经正确治疗而任其自然发展,约 1/3 患者在数年内会发展成为完全性脑卒中。指导掌握本病的防治措施和自我护理方法,改变不健康的生活方式,定期体检。积极治疗高血压、动脉硬化、心脏病、糖尿病、高脂血症和肥胖症等。

（二）用药指导

指导患者严格遵医嘱用药,切勿自行调整剂量、换药甚至停药。密切观察用药后的反应。

（三）饮食指导

了解肥胖、吸烟、酗酒及饮食因素与脑血管病的关系,选择低盐、低脂、充足蛋白质和丰富维生素的饮食,如多食谷类、鱼类、新鲜蔬菜、水果、豆类、坚果,少吃糖类、甜食,限制食盐、动物油的摄入,忌辛辣、油炸食物和暴饮暴食,注意粗细搭配、荤素搭配;戒烟,限酒,控制食物热量,每天食盐不超过6 g,保持理想体重。

(四)日常生活指导

指导患者戒烟酒,适度减轻体重,合理运动,劳逸结合。

第三节 脑血栓形成

脑血栓形成是脑梗死常见的类型,约占全部脑梗死的 60%。该病指颅内外供应脑组织的动脉血管壁发生病理改变,以动脉粥样硬化多见,导致脑动脉主干或分支动脉管腔狭窄、闭塞或形成血栓,引起该动脉供血区局部脑组织血流减少或中断,使脑组织缺血、缺氧性坏死,造成脑局部急性血流中断,出现相应的神经系统症状与体征,如偏瘫、失语等。动脉粥样硬化是本病的根本病因,因此,脑血栓形成临床上主要指大动脉粥样硬化型脑梗死。

一、病因

(1)脑动脉粥样硬化:脑血栓形成是最常见的病因。

(2)脑动脉炎:如钩端螺旋体感染引起的脑动脉炎。

(3)其他少见原因:血液系统疾病,如红细胞增多症、血小板增多症、夹层动脉瘤、先天性血管畸形、血液高凝状态等。

(4)颈动脉粥样硬化的斑块脱落引起的栓塞称为血栓-栓塞。

二、临床表现

脑梗死的临床表现取决于梗死灶的大小和部位以及受损区侧支循环情况。

(一)临床特点

(1)一般特点:本病好发于中老年人,多见于 50 岁以上动脉硬化者,且多伴有高血压、冠心病、糖尿病,年轻发病者以各种原因的脑动脉炎为多见,男性多于女性。

(2)安静睡眠中发病,部分病例有 TIA 的前驱症状,如肢体麻木、无力、头晕、头痛等。

(3)起病缓慢,局灶体征多在发病后数小时或数天内发展至高峰,也可为症状进展进行性加重或波动。

(4)多数患者意识清楚,以偏瘫、失语、偏身感觉障碍和共济失调等症状为主。

(5)当发生基底动脉血栓或大面积脑梗死时,可有意识障碍、头痛、呕吐,甚至危及生命。

(二)临床分型

根据梗死的部位不同,可分为前循环梗死、后循环梗死和腔隙性梗死。根据起病形式可分为以下几种。

1.可逆性缺血性神经功能缺失

此型患者的症状和体征持续时间超过 24 小时,但在 1～3 周完全恢复,不留任何后遗症。可能是缺血未导致不可逆的神经细胞损害,侧支循环迅速而充分的代偿,发生的血栓不牢固,伴发的血管痉挛及时解除等。

2.完全型

起病 6 小时内病情达高峰,为完全性偏瘫,病情重,甚至出现昏迷,多见于血栓-栓塞。

3.进展型

局灶性脑缺血症状逐渐进展,阶梯式加重,可持续 6 小时至数天。临床症状因血栓形成的部位不同而出现相应动脉支配区的神经功能障碍;可出现对侧偏瘫、偏身感觉障碍、失语等,严重者可引起颅内压增高、昏迷、死亡。

4.缓慢进展型

患者的症状在起病 2 周以后仍逐渐发展,多见于颅内动脉颅外段血栓形成,但颅内动脉逆行性血栓形成亦可见。

三、治疗原则与要点

脑梗死患者应在卒中单元中接受治疗,由多科医师、护士、治疗师参与,实施治疗、护理、康复一体化,最大限度地恢复脑卒中患者的受损功能。遵循超早期、个体化、整体化原则。重点是急性期治疗。

(一)急性期治疗

(1)早期溶栓:常用药物有注射用阿替普酶、尿激酶。

(2)降纤治疗:常用药物有巴曲酶、降纤酶等。

(3)防治脑水肿:发病 3～5 天是脑水肿的高发期,严重的脑水肿导致颅内压增高而诱发脑疝。常用 20% 甘露醇、呋塞米、甘油果糖注射液。

(4)调整血压。

(5)血小板聚集治疗:血小板凝集容易引起血栓,所以必须用阿司匹林抗血小板凝集。

(6)抗凝治疗:如低分子肝素、华法林。

(7)血管扩张剂:如尼莫地平。

(8)脑保护治疗:如胞磷胆碱、纳洛酮、依达拉奉等。

(9)防治上消化道出血:如奥美拉唑。

(10)中医药治疗:丹参、川芎嗪、银杏叶制剂等。

(11)早期康复治疗:患者病情不再进展,生命体征稳定,即可进行早期康复治疗。

(二)恢复期治疗

恢复期治疗以康复治疗为主。

四、护理评估

(一)健康史

1.起病情况

询问起病的时间、方式、有无明显的前驱症状和伴发症状。

2.病因和危险因素

了解患者的年龄、性别、有无颈动脉狭窄、高血压、糖尿病、高脂血症及 TIA 病史;长期高盐高脂肪饮食;有无烟酒嗜好及家族性脑卒中病史;是否进行过正规、系统的治疗,目前用药情况。

3.既往史

既往史如外伤史、手术史、肿瘤、感染病史、颈椎病、腰椎管狭窄、过敏或中毒等。

4.心理-社会状况

应评估患者及照顾者对疾病的认识程度,家庭经济状况,家属对患者的关心程度。

(二)身体评估

1.生命体征

监测体温、脉搏、血压、呼吸有无异常。

2.意识状态

观察患者有无意识障碍及其类型。

3.头颈部检查

观察患者瞳孔大小及对光反射,视野有无缺损;有无眼球运动受限、眼球震颤及眼睑闭合不全;有无口角歪斜及鼻唇沟变浅;有无听力下降、耳鸣;有无饮水呛咳,吞咽困难或咀嚼无力;有无口吃或失语。

4.四肢躯干检查

注意有无肢体活动障碍和感觉缺失,有无步态不稳和肢体不自主运动,四肢肌力、肌张力状态,有无肌萎缩及关节活动受限,皮肤有无水肿、多汗、脱屑或破损,括约肌功能有无障碍。

(三)辅助检查

1.血液检查

血糖、血脂、凝血功能和同型半胱氨酸是否正常。

2.影像学检查

CT 检查是最常用的检查,发病 24 小时内多无变化,但可除外脑出血,24 小时后脑梗死区出现低密度灶,脑干、小脑梗死 CT 显示不佳;MRI 可以早期显示缺血组织的大小、部位,甚至可以显示皮质下、脑干和小脑的梗死灶。

3.经颅多普勒超声检查

经颅多普勒超声检查有无大血管的闭塞及血管弹性改变。

4.数字减影血管造影检查

数字减影血管造影检查可显示血栓形成部位、程度及侧支循环,但不作为脑梗死的常规检查,是脑血管病变检查的"金标准"。

五、护理措施

(一)重症患者的病情观察与护理

1.病情监测

护士应严格进行六联观察,即患者的体温、脉搏、呼吸、血压、瞳孔、意识,掌握脑疝前期的表现,及时协助医师给予处理,防止脑疝发生。

2.呼吸道管理

重症患者采取侧卧位或头偏向一侧,取下义齿,根据病情使用口咽通气道,防止舌后坠阻塞呼吸道,床旁备吸引器,增加翻身叩背次数,及时清理呼吸道分泌物,如伴有潮式呼吸、下颌式呼吸,应在医师陪同下为患者吸痰,做好抢救准备。如果患者出现呼吸困难、喘憋、发绀、呼吸间停等现象时,应立即报告医师,必要时给予气管插管或气管切开。

3.管道维护

重症患者身体上一般带有多个管道,同时连接监护仪器,需要护士精心的维护,首先要摆放整齐有序,避免杂乱缠绕,保证安全、固定、通畅、在有效期内,防止牵拉、打折、脱落、过期留置等不良情况发生,协助患者更换体位时,要先妥善安置各个管道。静脉留置针尽量不要与血压袖带放在同一肢体,避免因监测血压而影响留置针的留置时间。

(二)躯体活动障碍的护理

1.生活护理

根据患者日常生活活动能力,给予相应的协助。卧床及瘫痪患者保持床单整洁;瘫痪患者使用气垫床、按摩床和相应的保护器具,抬高患肢并协助被动运动,预防压疮和下肢静脉血栓形成;协助定时翻身、拍背;每天温水擦浴1~2次,促进肢体的血液循环,促进睡眠;鼓励和帮助患者摄取充足的水分和均衡饮食,保证营养供给,防止误吸;保持大便通畅;注意口腔卫生,每天口腔护理2~3次。

2.安全护理

重点要防止坠床和跌倒,床铺高度适中,应有护栏;呼叫器和经常使用的物品应置于床头患者伸手可及处;运动场所要明亮、宽敞,无障碍,走廊、厕所要装扶手;地面要保持平整、干燥、防湿、防滑;患者穿防滑软底鞋,衣着宽松舒适;防烫伤。

3.康复护理

告知患者及家属早期康复的重要性、训练内容与开始时间。早期康复有助于抑制和减轻肢体痉挛姿势的出现与发展,能预防并发症,促进肢体康复、减轻致残程度和提高生活质量。一般认为,缺血性脑卒中患者只要意识清楚,生命体征稳定,病情不再发展后48小时即可进行。

(三)吞咽障碍的护理

(1)评定患者吞咽功能和营养状态,观察患者能否自口进食,进食不同稠度食物的吞咽情况,饮水时有无呛咳。

(2)鼓励能吞咽的患者进食,保证营养充足。进食高纤维素、高蛋白食物,选择软饭、半流质或糊状、冻状的黏稠食物,避免粗糙、干硬、辛辣等刺激性食物。少量多餐,能坐起的患者坐位进食,不能坐起的患者取仰卧位将床头抬高30°,头下垫枕使头部前屈,吞咽方法选择健侧咀嚼并吞咽,防止食物进入气管或残留在患侧;必要时给予鼻饲,一般鼻饲量以2 000~2 500 mL/d为宜,也可以根据病情适当加减,加强留置胃管的护理和口腔护理,防治口腔感染。躁动患者适当约束,防止拔管。

(3)防止窒息：床旁备吸引器，进食前注意休息，进餐时不要讲话，要注意力集中；吞咽困难的患者不可以用吸管喝水和饮料，用杯子饮水时，杯子内的水应装至半杯以上，防止因水少低头饮水增加误吸的危险；如患者呛咳、误吸或呕吐，应立即让患者取头侧位，及时清理口鼻分泌物和呕吐物，保持呼吸道通畅，预防窒息及吸入性肺炎。

(4)营养支持：鼻饲饮食，胃肠外营养等。

(四)言语沟通障碍护理

言语沟通障碍护理遵循由少到多、由易到难、由简单到复杂的过程，循序渐进。借助图片、符号、描画、表情、手势、交流手册等进行交流。

(五)用药护理

护士应掌握患者用药的时间、剂量、用法、注意事项、不良反应、观察要点以及基本的药理作用，严格遵医嘱用药。

(六)心理护理

重视对精神、情绪变化的监控，耐心讲解疾病知识，提高对抑郁、焦虑状态的认识，及时发现患者的心理问题，进行针对性的心理治疗（解释、安慰、鼓励、保证等），增强战胜疾病的信心。

六、健康指导

(一)疾病知识指导

指导患者及家属了解病因、主要危险因素和危害，告知本病的早期症状和就诊时机，使患者和家属认识到预防比治疗重要。控制危险因素，合理降低血压、血糖、血脂，健康的饮食和运动，规律的生活方式是预防的基础。发病后积极就医。

(二)康复指导

康复训练是漫长艰辛的过程，做好患者思想工作，需要循序渐进，康复过程中加强安全防范，防止发生意外。

(三)饮食指导

指导清淡饮食，改变不良的饮食习惯，戒烟、限酒，每天食盐量不超过6 g。增加粗纤维食物摄入，如芹菜、韭菜，适量增加进水量，防止便秘的发生。必要时可用开塞露或缓泻剂。

(四)用药指导

应用溶栓药物时有出血倾向的表现，监测凝血功能；需按照医嘱服药。

(五)日常生活指导

(1)患者需要安静、舒适的环境,情绪稳定,生活规律,适当运动,合理休息和娱乐,日常生活不依赖家人,做力所能及的家务。

(2)患者起床、起坐或低头时动作宜慢,平时外出有人陪伴,防跌倒。

(3)气候变化时防感冒。

(六)预防复发

遵医嘱正确用药,定期门诊检查,动态了解血压、血糖、血脂变化及心脏功能情况,及时就医。

第四节　病毒性脑膜炎

病毒性脑膜炎是一组由各种病毒感染引起的脑膜急性炎症性疾病。临床以发热、头痛和脑膜刺激征为主要表现。

一、病因

85%～95%的病毒性脑膜炎由肠道病毒引起。最常见的 3 种致病病毒为脊髓灰质炎病毒、柯萨奇病毒 A/B 和埃可病毒。肠道病毒主要经粪-口传播,少数经呼吸道分泌物传播。

二、临床表现

(1)本病在夏秋季高发,儿童多见,成人也可患病,多为急性或亚急性起病,有发热、头痛、恶心、呕吐、畏光、肌痛、食欲缺乏、腹泻和全身乏力等,并可有脑膜刺激征。

(2)临床表现可因患者的年龄、免疫状态、病毒种类及亚型的不同而异,如幼儿可出现发热、呕吐、皮疹等症状,而颈强轻微或缺如;手足口病常发生于肠道病毒 71 型脑膜炎,非特异性皮疹见于埃可病毒 9 型脑膜炎。

三、治疗原则及要点

药物治疗主要是对症治疗、支持治疗和防治并发症。对症治疗如剧烈头痛可用止痛药,抗病毒治疗可缩短病程和减轻症状,癫痫发作可首选卡马西平或苯妥英钠,脑水肿可适当应用脱水药。目前针对肠道病毒感染临床上应用或试验性使用的药物有免疫血清球蛋白和抗微小核糖核酸病毒药物。

四、护理评估

(一)健康史

1.起病情况

了解患者是否有发热、周身不适等前驱症状,是否有腹痛、腹泻、咽痛、皮疹、腮腺炎等病毒感染症状,是否有剧烈头痛、恶心、呕吐及脑膜刺激征。

2.病因与危险因素

发病前是否患呼吸道疾病及肠道疾病,是否有鼻窦炎、中耳炎、拔牙后感染,发病前是否患有面部疖肿、痈等。

3.既往病史

既往病史如身体状况、免疫状态等。

4.生活方式与饮食习惯

患者有无不良生活习惯,如是否缺乏体育锻炼、是否食用不洁食物等。

(二)身体状况

1.一般状态

监测患者生命体征,即血压、脉搏、呼吸、体温情况;观察患者有无意识障碍,有无认知、情感和意志行为方面的异常,如错觉、幻觉、情感淡漠等。

2.头颈部检查

观察患者双侧瞳孔的大小及对光反射情况,是否有颈部强直。

3.神经反射

神经反射是否有深浅感觉、腱反射异常,有无病理反射及脑膜刺激征。

(三)辅助检查

评估脑脊液常规检查及免疫学检查结果。

(四)心理-社会评估

评估患者及家属对疾病的认识程度,家庭经济状况,患者的心理反应,家属对患者的关心程度及治疗的支持情况。

五、护理措施

(一)一般护理

1.病室环境

为患者提供安静环境,避免声、光刺激。

2.促进舒适

内衣以棉质、宽松、舒适为宜,床单保持清洁、干燥。

3.做好基础护理

给予患者口腔护理,防止感染。

(二)病情观察

1.监测指标

严密观察患者的意识、瞳孔及生命体征的变化,积极配合医师治疗,给予降低颅内压的药物,减轻脑水肿引起的头痛、恶心、呕吐等,防止脑疝的发生。保持呼吸道通畅,及时清除呼吸道分泌物,定时叩背、吸痰,预防肺部感染。

2.头痛的监测

评估患者头痛的性质、程度及规律,恶心、呕吐等症状是否加重。患者头痛时,嘱其卧床休息,改变体位时动作要缓慢。讲解减轻头痛的方法,如深呼吸、生物反馈治疗等。

3.呕吐的监测

观察患者呕吐的特点,记录呕吐的次数,呕吐物的性质、量、颜色、气味。遵医嘱给予止吐药,指导患者少量、多次饮水;剧烈呕吐不能进食或严重水电解质紊乱时,给予外周静脉营养;准确记录 24 小时出入量,观察患者有无失水征象,依失水程度不同,患者可出现软弱无力、口渴、皮肤黏膜干燥和弹性减低、尿量减少、尿比重增高等表现。

(三)用药护理

(1)使用脱水药物时,要保证药物滴注时间、剂量准确,注意观察患者的反应及皮肤颜色、弹性的变化,记录 24 小时出入量,注意监测肾功能。

(2)应用阿昔洛韦时注意监测患者有无谵妄、皮疹、震颤及血清转氨酶暂时增高等不良反应。

(四)高热的护理

1.病室环境

保持空气流通,室温维持在 20～23.9 ℃,相对湿度在 20％～70％。

2.活动

指导患者卧床休息,减少活动,缓解头痛、肌痛等症状。

3.补液

鼓励患者多饮水,必要时静脉补液。

4.监测体温变化及伴随症状

每4小时监测体温一次,体温超过37.5 ℃时,及时给予物理降温或药物降温,并记录降温效果。严密监测发热类型及伴随全身中毒症状的程度。对年老体弱及伴有心血管疾病者要防止出现虚脱或休克现象。

5.基础护理

做好口腔护理和皮肤护理。

(五)安全的护理

1.病室环境

保持病室环境安静整洁,光线适中,治疗及护理尽量集中进行,限制家属探视。危险物品应远离患者,床单位有保护性床挡。

2.抽搐、躁动的护理

抽搐发作时应立即松开衣领和裤带,取下活动性义齿,及时清除口鼻腔分泌物,保持呼吸道通畅;放置压舌板于上下臼齿之间,防止舌咬伤;当患者谵妄躁动时,可在其家属知情同意下给予约束,勿强行按压肢体。

(六)饮食护理

给予营养丰富的食物,如鸡蛋、牛奶、豆制品、瘦肉等,有利于增强抵抗力;长期卧床的患者易引起便秘,应多食粗纤维食物,如芹菜等;应用脱水剂期间,鼓励患者多食含钾高的食物如香蕉、橘子等;不能经口进食者,遵医嘱给予鼻饲。

六、健康指导

(一)疾病知识指导

帮助患者及家属了解病因及相关疾病知识,指导掌握本病的防治措施和自我护理方法,发现异常要及时就医。

(二)用药指导

甘露醇等脱水药物应快速滴注,不可随意调节滴速,向患者讲解静脉输注脱水药物后尿量增多是正常现象,消除患者的焦虑情绪。

(三)饮食指导

患者多食瘦肉、鱼、豆制品、水果、蔬菜等高蛋白和高维生素食物。

(四)日常生活指导

养成良好的生活习惯,饮食有规律。教会家属消毒隔离知识,养成良好的生活习惯,加强体育锻炼,增强体质。

第五节 重症肌无力

重症肌无力是一种神经-肌肉接头传递功能障碍的获得性自身免疫性疾病；主要由神经-肌肉接头突触后膜上乙酰胆碱受体受损引起。

一、病因

临床研究发现70%的重症肌无力患者胸腺肥大,10%～15%的重症肌无力患者合并胸腺瘤,4%的患者有家族史,因此多数学者认为,本病是一种与胸腺异常有关的自身免疫性疾病,与遗传因素有关。

二、临床表现

本病可见于任何年龄,小至数月,大至70～80岁。发病年龄有两个高峰:20～40岁发病者女性多于男性,约为3∶2;40～60岁发病者以男性多见,多合并胸腺瘤。少数患者有家族史。常见诱因有感染、手术、精神创伤、过度疲劳、全身性疾病、妊娠、分娩等,有时可以诱发重症肌无力危象。

(一)受累骨骼肌病态疲劳

肌肉连续收缩后出现严重无力甚至瘫痪,休息后症状减轻。肌无力于下午或傍晚因劳累后加重,晨起或休息后减轻,此种波动现象称"晨轻暮重"。

(二)受累肌的分布和表现

全身骨骼肌均可受累,多以脑神经支配的肌肉最先受累。肌无力常从一组肌群开始,范围逐渐扩大。首发症状常为一侧或双侧眼外肌麻痹,如上睑下垂、斜视和复视,重者眼球运动明显受限,甚至眼球固定,但瞳孔括约肌不受累。面部肌肉和口咽肌受累时出现表情淡漠、苦笑面容;连续咀嚼无力、饮水呛咳、吞咽困难;说话带鼻音、发音障碍。累及胸锁乳突肌和斜方肌时则表现为颈软、抬头困难,转颈、耸肩无力。四肢肌肉受累以近端无力为重,表现为抬臂、梳头、上楼梯困难,腱反射通常不受影响,感觉正常。

(三)重症肌无力危象

重症肌无力危象是指呼吸肌受累时出现咳嗽无力甚至呼吸困难,需用呼吸机辅助通气,是致死的主要原因。

(四)胆碱酯酶抑制剂治疗有效

这是重症肌无力一个重要的临床特点。

(五)病程特点

起病隐匿,整个病程有波动,缓解与复发交替。晚期患者休息后不能完全恢复。多数病例迁延数年至数十年,靠药物维持。少数病例可自然缓解。

三、治疗要点

(一)药物治疗

(1)抗胆碱酯酶药物如溴吡斯的明、溴新斯的明。

(2)肾上腺皮质激素:①冲击疗法适用于住院危重病例、已用气管插管和呼吸机者。②小剂量递增法,长期应用激素者应注意激素的不良反应,如胃溃疡出血、血糖升高、库欣综合征、股骨头坏死、骨质疏松等。

(3)免疫抑制剂:环磷酰胺、硫唑嘌呤、环孢素 A。

(4)禁用和慎用药物:氨基糖苷类抗生素、新霉素、多粘菌素、巴龙霉素等可加重神经-肌肉接头传递障碍;奎宁、奎尼丁等药物可以降低肌膜兴奋性;另外吗啡、安定、苯巴比妥、苯妥英钠、普萘洛尔等药物也应禁用或慎用。

(二)危象的处理

应尽快改善呼吸功能,有呼吸困难者应及时行人工呼吸,对呼吸骤停者应立即行呼吸机辅助呼吸。

1.肌无力危象

肌无力危象为最常见的危象,由抗胆碱酯酶药量不足所致,如注射依酚氯铵或新斯的明后症状减轻则可诊断。

2.胆碱能危象

肌无力危象非常少见。由抗胆碱酯酶药物过量所致,可静脉注射依酚氯铵 2 mg,如症状加重则应立即停用抗胆碱酯酶药物,待药物排除后可重新调整剂量。

3.反拗危象

由于患者对抗胆碱酯酶药物不敏感而出现严重的呼吸困难,依酚氯铵试验无反应,此时应停止抗胆碱酯酶药物,对气管插管或气管切开的患者可采用大剂量类固醇激素治疗,待运动终板功能恢复后再重新调整抗胆碱酯酶药物剂量。

四、护理评估

(一)健康史

1.起病情况

询问起病时间、方式、病程、肌无力分布特点及肌无力特点。

2.病因与危险因素

了解患者的年龄、性别、有无家族史、有无诱发因素。多数患者初次发病一般没有明显诱因，部分患者或复发患者可先有感染、过度疲劳、精神创伤、妊娠和分娩史。

3.既往病史

询问患者既往的健康状况和过去曾经患过的疾病；是否有胸腺增生或胸腺瘤，重症肌无力80%以上的患者胸腺不正常，65%胸腺增生，10%～20%的患者为胸腺瘤且好发于年龄较大者。

4.生活方式与饮食习惯

注意患者是否缺乏体育锻炼及不合理饮食；是否平时抵抗力低，容易感冒；生活是否规律，有无烟酒嗜好。

5.其他

患者的一般状况，如睡眠、二便、营养状况等。

(1)生命体征：监测体温、脉搏、呼吸、血压是否异常，重点评估患者的呼吸形态，防止呼吸肌麻痹而窒息，有发生重症肌无力危象的危险。

(2)意识状态：评估患者有无意识障碍，其类型和严重程度。

(3)头颈部检查：评估两侧瞳孔的大小、对光反射是否灵敏；评估视野有无缺损，有无眼球运动受限、眼睑下垂和闭合不全；有无饮水呛咳、吞咽困难和咀嚼无力等。

(4)四肢躯干检查：检查有无肢体运动和感觉障碍；评估肢体无力程度，检查四肢肌力、肌张力和关节活动。

(5)神经反射：腱反射是否异常，是否有病理反射。

(二)辅助检查

评估神经肌肉电生理检查有无异常；评估胸腺 CT、MRI 检查有无胸腺增生和肥大；评估血、尿、脑脊液检查结果是否阳性；常规肌电图及神经传导速度是否正常；有无 T_3、T_4 升高；部分患者抗核抗体和甲状腺抗体阳性。

(三)心理-社会评估

评估患者及家属对疾病的了解、评估经济状况，家属对患者的关心程度等。

五、护理措施

(一)一般护理

1.活动与休息

指导患者充分休息，避免疲劳，活动适宜选择清晨、休息后或肌无力症状较轻时进行,自我调节活动量,以省力和不感疲劳为原则。

2.生活护理

肌无力症状明显时,应协助做好洗漱、进食、个人卫生等生活护理,保持口腔清洁,防止外伤和感染等并发症。

(二)病情观察

密切观察病情:注意呼吸频率、节律与深度的改变,观察有无呼吸困难加重、发绀、咳嗽无力、唾液和喉头分泌物增多等现象;六联观察;避免感染、手术、情绪波动、过度紧张等诱发肌无力危象的因素;掌握肌无力危象的表现,随时做好抢救准备。

(三)用药护理

严格遵医嘱给予口服药物,避免因服药不当而诱发肌无力危象和胆碱能危象。应用抗胆碱酯酶药物时密切观察有无恶心、呕吐、腹痛、腹泻、出汗、流涎等不良反应;应用糖皮质激素期间要注意观察有无消化道出血、骨质疏松、股骨头坏死等并发症,摄入高蛋白、低糖、含钾丰富的食物,必要时服用抑酸剂、胃黏膜保护剂;应用免疫抑制剂的患者加强保护性隔离,减少医源性感染。

(四)危象护理

(1)鼓励患者咳嗽和深呼吸,及时吸痰,清除口腔和鼻腔分泌物,遵医嘱给予氧气吸入,备好新斯的明、人工呼吸机等抢救药品和器材,尽快解除危象,必要时气管插管、气管切开和人工辅助呼吸。

(2)应用机械通气后,须严格执行气管插管/气管切开的护理常规。

(3)依不同类型的危象采用不同的处理方法,严格执行用药时间和剂量,配合医师合理使用药物,同时进行对症治疗,尽快解除危象。

(五)心理护理

由于病程长且易复发,影响患者正常生活,患者精神负担重,易出现悲观、恐惧,护士应对患者做好心理护理,鼓励患者树立战胜疾病的信心。

(六)饮食护理

给予患者高热量、高蛋白、高维生素,富含钾、钙的软质饮食或半流质,避免干硬和粗糙食物。进食时尽量取坐位,进餐前充分休息或服药15~30分钟后产生药效时进餐,进餐时给患者充足的时间,鼓励患者少量多餐,细嚼慢咽,重症患者给予鼻饲饮食,必要时遵医嘱给予静脉营养。

(七)康复护理

1.语言康复训练

鼓励患者多与他人交流,并为其准备笔、纸、画板等交流工具,指导患者采用文字形式或肢体语言表达需求。

2.躯体移动障碍

注意摆放肢体功能位,注意体位变换、床上运动训练、坐位训练、站立训练、步行训练、平衡共济训练等。

六、健康指导

(一)疾病知识指导

避免感染、精神创伤、过度疲劳、妊娠、分娩等,以免加重病情,甚至诱发重症肌无力危象。重症肌无力一般预后较好,但危象的病死率较高,特别 $1\sim2$ 年,易发生肌无力危象。

(二)用药指导

介绍所用药物的名称、剂量、常见不良反应等,指导患者遵医嘱正确服用抗胆碱酯酶药物,避免漏服、自行停服和更改剂量,防止因用药不足或过量而诱发危象或加重病情。因其他疾病就诊时应主动告知患有本病,以避免误用药物而加重病情。

(三)饮食指导

创造安静的就餐环境,减少不利因素。指导患者进食高蛋白、高维生素、高热量及富含钾、钙的软质饮食,避免干硬或粗糙食物。了解患者的吞咽情况和进食能力,发现患者进食少,体重减轻或消瘦,皮肤弹性差时及时就诊。

(四)日常生活指导

生活有规律,保证充分休息和充足睡眠,养成良好的生活习惯,多注意眼睛的休息,减少看电视的时间,劳逸结合,增强体质,预防感冒。

第二章

呼吸内科护理

第一节 肺 炎

肺炎指终末气道、肺泡和肺间质的炎症,可由病原微生物感染、理化因素、免疫损伤、过敏及药物所致。

一、病因

感染为最常见病因。正常的呼吸道免疫防御机制使气管隆突以下的呼吸道保持无菌。当病原体数量多,毒力强和宿主呼吸道局部和全身免疫防御系统损害,即可发生肺炎。

二、临床表现

(一)症状

起病急,典型表现为突然畏寒、发热,或先有短暂"上呼吸道感染"病史,随后咳嗽、咳痰或原有呼吸道症状加重,并出现脓性痰或血痰,伴或不伴胸痛。病变范围大者可有呼吸困难、发绀。

(二)体征

早期肺体征不明显,典型体征为肺实变体征、湿啰音。

三、治疗原则及要点

一般肺炎的治疗原则首先是控制感染,以青霉素为首选,辅以对症治疗和支持疗法。休克性肺炎主要是扩充血容量和早期使用足量有效的抗生素,同时采取吸氧、纠正酸中毒、应用血管扩张药和糖皮质激素等多项综合治疗措施。

(一)抗感染治疗

初始采用经验治疗,初始治疗后根据临床反应,细菌培养和药物敏感试验,给予特异性的抗生素治疗。

(二)对症和支持治疗

根据患者的具体病情给予降温、祛痰、平喘、调节机体营养状态等治疗。

(三)并发症的预防与处理

密切观察,合理用药,预防并发症的发生。

四、护理评估

(一)健康史

1.患病及诊治经过

询问有关病因,有无受凉、感冒、劳累等诱发因素。

2.目前状况

评估患者发热、咳嗽、咳痰等情况,患者有无胸痛等伴随症状发生。

3.相关病史

有无糖尿病、循环系统疾病等慢性病史。

4.心理-社会评估

由于起病急骤,个别患者预后较差,评估患者有无紧张、焦虑等心理状况。

(二)身体评估

1.一般状态

评估患者的生命体征、如体温变化、呼吸与血压有无异常等;患者的营养状态,面容及意识状态等。

2.专科评估

评估患者有无颜面潮红、口唇发绀、淋巴结肿大等。

(三)辅助检查

评估有无白细胞计数升高,中性粒细胞核左移,淋巴细胞计数升高等;胸部X线检查有无肺纹理增粗、炎性浸润影等;痰培养有无细菌生长,药敏实验结果;血气分析是否有 PaO_2 降低和(或)$PaCO_2$ 升高。

五、护理措施

(一)环境要求

环境清洁安静,阳光充足、空气清新。室内每天通风 2 次,每次 15～30 分钟,室温保持 18～20 ℃,相对湿度 55%～60% 为宜,防止空气干燥,气管纤毛运动降低,痰液不易咳出。

(二)活动与休息

急性期患者卧床休息,减少组织氧耗,病情缓解后逐渐增加机体活动量,以活动后不感心慌、气急、劳累为原则。

(三)饮食护理

给予患者清淡易消化的高热量、高维生素、高蛋白或半流质饮食。

(四)心理护理

做好患者心理护理,应多与患者沟通,消除患者烦躁、焦虑的情绪。

(五)高热的护理

1.观察病情

观察体温、脉搏、呼吸、血压的变化情况,尤其是儿童、老年人、久病体弱者。

2.保暖

寒战时可用空调、热水袋、被褥保暖,避免烫伤。

3.降温护理

高热患者可给予物理降温,遵医嘱给予小剂量退热药降温,儿童注意防止惊厥发生。

4.及时补充营养及水分

鼓励患者多饮水,暂不能进食者遵医嘱静脉补液,不宜过快。

5.口腔清洁

高热时唾液分泌减少,抵抗力下降,易引起口腔干裂,应保持口腔清洁湿润。

6.皮肤清洁

协助大量出汗患者进行温水擦浴,注意保持皮肤清洁、干燥。

(六)促进排痰

采取有效的咳嗽、拍背、雾化吸入,遵医嘱给予祛痰剂等。

(七)改善呼吸

有低氧血症患者给予氧气吸入,提高血氧饱和度,改善呼吸困难。

(八)胸痛的护理

患者胸痛常随呼吸、咳嗽而加重,可采取患侧卧位,用多头带固定患侧胸廓减轻疼痛。

六、健康指导

(一)疾病预防指导

指导患者及家属了解肺炎的病因和诱因。避免着凉、吸烟、酗酒,防止过度疲劳。

(二)疾病知识指导

向患者介绍肺炎的发病机制、典型表现、治疗方法和疾病的发展和并发症。建议患者自我监测症状,早发现、早治疗。

(三)活动与休息指导

保证充足的休息时间,注意锻炼身体,尤其是耐寒的锻炼,以增强机体抵抗力。

(四)出院指导

肺炎虽可治愈,但若不注意,易复发,应积极防治上呼吸道感染。

(1)向患者介绍肺炎的基本知识,强调预防的重要性。

(2)增加营养摄入,保证充足的休息时间,增加机体对感染的抵抗力。

(3)纠正吸烟等不良习惯,避免受凉、酗酒等诱发因素。

第二节　支气管哮喘

支气管哮喘简称哮喘,是由多种细胞和细胞组分参与的气道慢性炎症性疾病。这种慢性炎症导致气道高反应,通常出现广泛多变的可逆性气流受限,并引起反复发作性的喘息、气急、胸闷或咳嗽症状,常在夜间和(或)清晨发作,多数患者可自行缓解或经治疗后缓解。

一、病因

本病的病因尚未完全明了。哮喘与多基因遗传有关,同时受遗传因素和环境因素的双重影响,个体过敏体质及外界环境的影响是发病的危险因素。

二、临床表现

(一)症状

典型表现为发作性伴有哮鸣音的呼气性呼吸困难。严重者可呈强迫坐位或呈端坐呼吸,干咳或咳大量白色泡沫痰,甚至出现发绀等。

(二)体征

发作时胸部呈过度充气状态,双肺可闻及广泛的哮鸣音,呼气音延长。但在轻度哮喘或非常严重的哮喘发作时,哮鸣音可不出现,称寂静胸。

(三)并发症

发作时可并发气胸,长期反复发作和感染可并发慢性支气管炎、肺气肿等。

三、治疗原则及要点

目前尚无特效的治疗办法,但长期规范化治疗可使哮喘症状得到控制,减少复发乃至不发作,使患者能像正常人一样生活、学习和工作。治疗原则为消除病因及诱因,控制哮喘急性发作,预防复发。

(一)消除病因

部分患者能找到引起哮喘发作的变应原或其他非特异刺激因素,立即使患者脱离变应原是防治哮喘最有效的方法。

(二)药物治疗

1.缓解哮喘发作

此类药物主要作用是舒张支气管,故也称支气管舒张药。如 β_2 受体激动药、茶碱类、抗胆碱药等。

2.控制和预防哮喘发作

此类药物主要治疗哮喘的气道炎症,亦称抗感染药,如糖皮质激素、白三烯拮抗药、色甘酸钠,色甘酸钠是非糖皮质激素类抗感染药物。

(三)急性发作期治疗

急性发作期治疗的目的是尽快缓解气道阻塞,纠正低氧血症,恢复肺功能,预防进一步恶化或再次发作,防止并发症。

(四)哮喘的长期治疗

哮喘一般经过急性期治疗,症状得到控制,但哮喘的慢性炎症病理生理改变仍然存在,因此,必须制订哮喘的长期治疗方案。

四、护理评估

(一)病史

1.患病及治疗经过

询问患者发作时症状,咳嗽程度,持续时间,诱发或缓解因素等。

2.评估与哮喘有关的病因和诱因

(1)有无接触变应原。

(2)有无主动或被动吸烟,吸入污染空气等。

(3)有无进食虾、蟹、牛奶、鱼、蛋类等食物。

(4)有无服用普萘洛尔、阿司匹林等药物史。

(5)有无气候变化,剧烈运动等诱发因素。

(6)有无易激动,焦虑等精神因素。

(7)有无哮喘家族史。

3.心理-社会评估

哮喘是一种气道慢性炎症性疾病,患者对环境等多种激发因子易过敏,发作性症状反复出现。

(二)身体评估

(1)一般状态:评估患者的生命体征和精神状态。

(2)皮肤和黏膜。

(3)胸部体征:观察有无辅助呼吸机参与呼吸和三凹征出现。

(三)实验室及其他检查

1.血常规检查

有无嗜酸性粒细胞、中性粒细胞计数增高。

2.动脉血气分析

有无 PaO_2 降低,$PaCO_2$ 增高,呼吸性酸中毒和代谢性碱中毒。

3.特异性变应原的检测

特异性 IgE 有无增高。

4.痰液检查

涂片有无嗜酸性粒细胞,痰培养有无致病菌。

五、护理措施

(1)病室空气必须流通、新鲜,无灰尘、烟雾及其他一切刺激性物质。室内不宜摆放花草,以免香气诱发哮喘发作。

(2)给予营养丰富的清淡饮食,多吃水果、蔬菜。禁止食入可能引起哮喘发作的食物,如鱼、虾、蟹等。急性发作时,以流质食物为宜。

(3)了解患者生活及工作环境,观察发作诱因及饮食习惯,以便寻找变应原及避免接触变应原。密切观察患者生命体征,观察有无发作先兆,如口干、咳嗽、胸闷、气短、呼吸困难等,及时通知医师给予处理;必要时雾化吸入,协助拍背排痰,保持呼吸道通畅。

(4)哮喘发作严重时,协助患者选择舒适的卧位,加强监护,遵医嘱给予支气管扩张剂等药物,伴发绀、呼吸困难等,遵医嘱给予吸氧,纠正低氧血症,必要时机械通气。因患者呼吸频率快,水分大量蒸发,痰液黏稠不易咳出,嘱患者多饮水,必要时补液。

(5)心理护理:很多患者因哮喘反复发作,对疾病产生恐惧心理,所以医护人员对待患者要亲切,多与患者交流,讲解哮喘的诱发因素及用药注意事项。在急性发作时守护及安慰患者,解除患者的紧张情绪。

六、健康指导

(一)疾病知识指导

指导患者增加对哮喘激发因素、发病机制、控制目的和效果的认识,提高患者治疗的依从性。

(二)用药指导

指导患者了解目前使用药物的作用、用药时间、频率和方法。

(三)正确使用定量雾化吸入器

1.定量雾化吸入器

定量雾化吸入器需要患者协调呼吸动作,正确使用是保证治疗成功的关键。

2.干粉吸入

常用的有都保装置和准纳器。

(四)心理指导

精神心理因素在哮喘的发生发展过程中起重要作用,培养良好的情绪和战胜疾病的信心是哮喘治疗和护理的重要内容。

(五)出院指导

1.避免诱因指导

指导患者有效控制可诱发哮喘发作的各种因素。

2.病情监测指导

指导患者识别哮喘发作的先兆表现和病情加重的征象。

(1)如突然出现精神紧张、打喷嚏、干咳以及鼻咽、眼部等黏膜刺激症状或呼吸道感染症状和体征。

(2)自述胸部有压迫窒息感,应想到哮喘发作的可能。

第三节　支气管扩张

支气管扩张是指感染、理化、免疫或遗传等原因引起支气管壁肌肉和弹力支撑组织破坏所导致的一支或多支直径>2 mm的近端支气管不可逆性扩张。主要临床表现为慢性咳嗽、咳大量脓痰和(或)反复咯血。多有童年麻疹、百日咳或支气管肺炎等病史。

一、病因

(一)支气管-肺部感染

婴幼儿期支气管-肺组织感染是支气管扩张最常见的原因。支气管炎症引起支气管黏膜充血、水肿和分泌物阻塞管腔,致使引流不畅而加重感染。

(二)支气管阻塞

肿瘤、异物、感染、支气管周围肿大的淋巴结或肺癌的压迫使支气管阻塞,导致肺不张;胸腔负压直接牵拉支气管管壁,导致支气管扩张。

(三)支气管先天性发育缺损和遗传因素

支气管发育先天障碍,如巨大气管-支气管征是先天性结缔组织异常、管壁薄弱导致器官和主支气管扩张。弥漫性的支气管扩张发生于存在遗传、免疫或解剖缺陷的患者。

(四)全身性疾病

类风湿关节炎、溃疡性结肠炎、系统性红斑狼疮、人类免疫缺陷病毒(HIV)感染等疾病可同时伴有支气管扩张。

二、临床表现

(一)症状

1.慢性咳嗽、大量脓痰

痰量与体位有关,这是支气管扩张部位分泌物积储,当体位改变时,分泌物刺激支气管黏膜引起咳嗽和排痰。

2.反复咯血

50%～70%的患者有不同程度的咯血,可分为痰中带血或大量咯血,咯血量有时与病情严重程度、病变范围不一致。

3.继发肺部感染

其特点是同一肺段反复发生肺炎并迁延不愈,这是由于扩张的支气管清除分泌物的功能丧失,引流差,易反复发生感染。

4.慢性感染中毒症状

患者反复感染,可出现发热、乏力、食欲缺乏、消瘦、贫血等。

(二)体征

1.早期轻度支气管扩张

患者可无异常体征,反复感染后由于病变位置固定,重复体检时肺部湿啰音部位固定不变,有时可闻及哮鸣音,常伴杵状指(趾)。

2.早期或干性支气管扩张

患者可无异常肺部体征,病变重或继发感染时可闻及下胸部、背部固定而持久的局限性粗湿啰音,有时可闻及哮鸣音。

三、治疗原则及要点

支气管扩张症的治疗原则是保持呼吸道引流通畅,控制感染,处理咯血,必要时手术治疗。

(一)控制感染

控制感染是支气管扩张症急性感染期的主要治疗措施,应根据临床表现和痰培养结果,选用有效的抗菌药物。

(二)清除气道分泌物

清除气道分泌物应加祛痰药物,可口服溴己新、盐酸氨溴索片等,可通过振动、叩背、体位引流和雾化吸入等方法促进气道内分泌物的清除。

(三)改善气流受限

应用支气管舒张剂可改善气流受限,伴有气道高反应及可逆性气流受限的患者疗效明显。

(四)外科治疗

对于反复呼吸道急性感染或大咯血者,或病变局限在一叶或一侧肺组织,经充分的内科治疗仍顽固反复发作,全身状况良好者,可考虑手术切除病变肺段或肺叶。

四、护理评估

(一)健康史

1.患病及诊疗经过

有无受凉、气候变化等诱因。既往诊断、治疗和护理经过,是否服用过止咳、祛痰药及药物的种类、剂量和疗效。

2.目前状况

评估咳嗽发生的急缓,性质及持续时间;评估痰液的颜色、性质、量、气味,咳痰与体位的关系,痰液是否顺利排出;有无发热,胸痛,呼吸困难等表现;评估咯血量,症状和持续时间,有无窒息、继发感染的表现。

3.相关病史

询问患者有无支气管扩张的基础疾病,如支气管肺炎、肿瘤、先天发育不全等,有无糖尿病、高血压等相关疾病。

(二)身体评估

1.一般状态

评估患者营养状态,排泄情况,有无烟酒嗜好等。

2.专科评估

患者是否有口唇、甲床青紫伴鼻翼翕动等缺氧表现;触诊胸部语音震颤变化及胸膜摩擦感,胸廓两侧运动是否对称;肺部叩诊音有无浊音或实音;听诊有无呼吸音减弱;支气管呼吸音及干、湿啰音等。

3.心理-社会评估

评估患者对支气管扩张症的发生、病程、预后及健康保健知识是否了解。

(三)辅助检查

1.影像学检查

胸部 X 线有无轨道征表现,有无卷发状阴影。CT 检查有无柱状扩张或成串成簇的囊状扩张。

2.纤维支气管镜检查

纤维支气管镜检查是否能确定患者的出血、扩张和肺部阻塞。

3.其他检查

血常规有无白细胞和中性粒细胞计数增高,肺功能测定有无气流受限。

五、护理措施

(一)环境

保持室内空气新鲜流通,室温保持在 18～20 ℃,相对湿度以 55%～60%为宜。如果空气干燥,气管纤毛运动减弱,痰液更不易咳出。

(二)休息与活动

高热和咯血患者需卧床休息,协助患者选取舒适体位,慢性患者适当活动,分散患者注意力,让患者参加力所能及的工作和生活活动,增加自信心。

(三)饮食与卫生

加强营养,摄入高热量、高蛋白、高维生素饮食,发热患者给予高热量流质饮食,以补充机体能量消耗。指导患者晨起、睡前、饭后和体位引流后漱口,以增加食欲,鼓励患者每天饮水 1500 mL,充足的水分可稀释痰液。

(四)病情观察

观察痰液的性状、颜色、量和气味,对咯血患者应密切观察咯血量及颜色、呼吸、血压、脉搏、体温变化,有无窒息发生,一旦发生应立即抢救。

(五)促进痰液排出

指导患者有效咳嗽,湿化呼吸道,遵医嘱给予患者雾化吸入,同时服用祛痰剂,利于痰液的排出。

(六)体位引流

根据病变部位采取适当体位,原则上病变部位位于高处,引流支气管开口向下,有利于潴留的分泌物随重力作用流入大支气管和气管排出。引流时间一般每天 2~3 次,每次 15~20 分钟,宜在饭前进行,引流时辅以胸部叩击,指导患者进行有效咳嗽,以提高引流效果。引流过程中应注意病情变化,如面色苍白、发绀、心悸、呼吸困难等异常,应立即停止。引流完毕,擦净口周的痰液,给予漱口,并记录排出的痰量和性质,必要时送检。

(七)咯血的护理

(1)注意观察咯血的先兆症状,如胸闷、心前区灼热感、头晕、喉部发痒、口有腥味或痰中带血丝,出现上述症状要通知医师及时处理,防止大咯血发生。

(2)保持患者安静,并给予精神安慰消除恐惧,防止情绪波动再度引起咯血。

(3)给予一般护理,并做好护理记录。患者平卧或卧向患侧,平卧时头偏向一侧。

(4)嘱患者将痰或血块尽量咳出,轻轻呼吸,不可屏气,保持呼吸道通畅,防止窒息。

(5)备好抢救车、药品、氧气、气管切开包、纤维支气管镜、吸引器、输血用物及备血。

(6)遵医嘱使用止血药物,静脉点滴缓慢注入垂体后叶素,至少 10 分钟推完,观察有无恶心、便意、腹痛及血压升高等不良反应,心绞痛、高血压患者及妊娠者禁用。

(7)注意观察意识状态、血压、脉搏、呼吸、体温,密切注意失血性休克的出现。

(8)患者突然出现胸闷、躁动、呼吸困难、咯血不畅时,应立即将患者臀部垫高,头低位。轻拍健侧背部,排出血块,保持呼吸道通畅。

(9)适当给予镇静剂,慎用镇咳药,禁用吗啡及可待因,以免抑制呼吸中枢和咳嗽反射,使血块不易排出,引起窒息。

(10)出血期应给予高热量、易消化食物,禁食刺激性食物,保持排便通畅,避免过度用力及剧烈咳嗽。

(11)出现喷射性大咯血时,立即通知医师。若咯血突然停止,并从鼻腔中喷射出少量血液,呼吸浅表,发绀或血块留置在气管中,引起窒息,立即用顺位引流,取头低位,倾斜45°～90°,捶击患者背部,以利血块咳出。如无效,即刻配合医师做气管插管或用气管镜吸出凝血块。

(八)心理护理

由于患病时间长,患者易产生焦虑的心理,护理人员应关心患者,讲解支气管扩张反复发作的原因及治疗进展,帮助患者树立战胜疾病的信心,患者咯血时应陪伴在床旁,及时帮助患者清除污物,指导患者使用放松术,如缓慢深呼吸等,必要时给予镇静剂,消除紧张情绪。

第四节　慢性阻塞性肺疾病

慢性阻塞性肺疾病简称慢阻肺,是以气流受限为特征的肺部疾病,气流受限不完全可逆,呈进行性发展,但是可以预防和治疗。慢阻肺主要累及肺脏,但也可以引起肺外各器官的损害。

一、病因

(一)吸烟

吸烟为重要的发病因素,吸烟者慢性支气管炎的患病率比不吸烟者高2～8倍,烟龄越长,吸烟量越大,慢阻肺患病率越高。

(二)职业粉尘和化学物质

解除职业粉尘及化学物质,浓度过高或时间过长时,均可产生与吸烟类似的慢阻肺。

(三)空气污染

大气中的有害气体可损伤气道黏膜上皮,使纤毛清除功能下降,黏液分泌增加,为细菌感染提供条件。

(四)感染因素

与慢性支气管炎类似,感染亦是慢阻肺发生、发展的重要因素之一。

(五)蛋白酶-抗蛋白酶失衡

蛋白酶对组织有损伤和破坏作用,抗蛋白酶对弹性蛋白酶等多种蛋白酶具有抑制功能。

(六)氧化应激

有研究表明,慢阻肺患者的氧化应激增加。

(七)其他

自主神经功能失调、营养不良、气温变化都有可能参与慢阻肺的发生、发展。

二、临床表现

(一)症状

起病缓慢、病程较长,反复急性发作。

1.慢性咳嗽

常晨间咳嗽明显,夜间有阵咳或伴有排痰,随病程发展咳嗽可终身不愈。

2.咳痰

咳痰量因人而异,为白色黏液或浆液性泡沫痰,偶可带血丝。合并细菌感染后则变为黏液脓性。

3.气短或呼吸困难

气短或呼吸困难早期在劳累时出现,逐渐加重,以致在日常活动甚至休息时也感到气短,是慢阻肺的标志性症状。

4.喘息和胸闷

重度患者或急性加重时出现喘息。

5.其他

晚期慢阻肺患者有体重下降、食欲缺乏等。

(二)体征

早期体征可无异常,随疾病发展可出现以下体征。

1.视诊

胸廓前后径增大,肋间隙增宽,剑突下胸骨下角增宽,称为桶状胸。

2.触诊

双侧语颤减弱或消失。

3.叩诊

肺部过清音,心浊音界缩小,肺下界和肝浊音界下降。

4.听诊

两肺呼吸音减弱,部分患者可闻及湿性和(或)干性啰音。

三、治疗原则及要点

(一)稳定期治疗

稳定期治疗主要是减轻症状,阻止病情发展或缓解肺功能下降,改善患者的活动能力,提高患者的生活质量,降低病死率。

1.教育与管理

劝导吸烟患者戒烟是减慢肺功能损害的最有效措施。因职业或环境粉尘、刺激性气体所致者,应脱离污染环境。

2.支气管舒张药

短期按需应用以缓解症状,长期规律应用以减轻症状。

3.祛痰药

对痰不易咳出者可选用盐酸氨溴索、N-乙酰半胱氨酸或羧甲司坦等药物。

4.糖皮质激素

目前认为,$FEV_1 < 50\%$预计值并有并发症或反复加重的慢阻肺患者可规律性吸入糖皮质激素治疗,有助于减少急性发作频率,提高生活质量。

5.长期家庭氧疗

对慢阻肺、慢性呼吸衰竭者,可提高生活质量和生存率。

6.夜间无创通气治疗

部分严重夜间低氧血症的慢阻肺患者能够获益于夜间无创机械通气。目前常用方法包括经鼻持续气道正压通气,经鼻间歇正压通气和经鼻/面罩双水平气道正压通气。

(二)急性加重期治疗

首先确定原因及病情严重程度,最多见的是细菌或病毒感染,使气道炎症和气流受限加重,严重时并发呼吸衰竭和右心衰竭。应根据病情严重程度决定治疗方法或住院治疗。

四、护理评估

(一)健康史

1.患病及诊疗经过

是否发病与寒冷季节或气候变化有关系,工作环境中有无接触职业粉尘和化学物质。

2.现病史

评估呼吸困难发生的诱因、特点,与活动和体位的关系,对日常生活活动影响。

3.相关病史

询问患者有无吸烟史和慢性咳嗽、咳痰病史,有无肺血管疾病或神经-肌肉疾病病史。

4.心理-社会评估

患者因长期患病,社会活动减少,长期治疗使家庭经济负担加重,易出现焦虑和抑郁的心理状态。

(二)身体评估

1.一般状态

评估患者的生命体征:有无体温升高,脉率增快,血压异常,呼吸的频率、深度及节律改变;神志有无改变。

2.专科评估

观察患者有无口唇、甲床青紫伴鼻翼翕动等缺氧表现,有无桶状胸;触诊胸部语音震颤变化及胸部摩擦感,胸廓两侧是否对称;肺部叩诊有无过清音;听诊有无两肺呼吸音减弱,湿性啰音和(或)干性啰音。

(三)辅助检查

(1)肺功能检查。

(2)影像学检查:X线检查有无肺纹理增粗,有无肺气肿改变。

(3)动脉血气分析:有无低氧血症、高碳酸血症、酸碱平衡失调等。

(4)其他检查:血常规有无白细胞计数升高,中性粒细胞核左移。痰培养有无致病菌,药敏试验结果等。

五、护理措施

(1)保持室内空气新鲜:温度(23~25 ℃)、相对湿度(50%~60%)适宜。病室每天通风2次,每次30分钟。冬季嘱患者注意保暖,避免直接吸入冷空气。

（2）饮食以高热量、高蛋白质、易消化、高维生素、半流质为宜，少食多餐，避免食用辛辣刺激及产气食物，嘱其多饮水，必要时静脉输液补充营养。

（3）急性期卧床休息，呼吸困难时抬高床头，取半卧位或坐位。恢复期可适当增加活动量，以患者不感到疲劳为宜。

（4）氧疗：指导患者持续低流量吸氧，浓度为 $25\%\sim30\%$，氧流量为 $1\sim2$ L/min，每天持续 15 小时以上，告知患者及家属氧疗的重要性，观察患者氧疗症状有无改善。

（5）观察病情变化：如神志、呼吸深度、呼吸频率、口唇和甲床的颜色。监测血氧、血气变化及咳嗽、咳痰、呼吸困难情况。

（6）保持呼吸道通畅：指导患者进行有效咳嗽和排痰，避免无效咳嗽，减少体力消耗。排痰困难者可行体位引流或雾化吸入，必要时吸痰。正确留取标本，观察痰的颜色、形状、气味等。

（7）呼吸功能锻炼：指导患者坚持进行腹式呼吸和缩唇呼吸训练，有助于增加通气量，降低呼吸频率，改善肺泡有效通气量。

（8）对于生活不能自理的患者做好生活护理，保持口腔、会阴、皮肤、头发、手足清洁。

六、健康指导

（1）疾病知识指导：让患者了解慢阻肺的相关知识，了解使病情恶化的因素。劝导患者戒烟是预防本病的重要措施。

（2）保持室内空气清新：定时通风，避免烟雾、粉尘刺激，气候骤变时防止受凉。

（3）饮食指导：呼吸功能的增加可使热量和蛋白质消耗增多，易导致营养不良。应制订出富含高热量、高蛋白、高维生素的饮食计划。

（4）每天进行腹式呼吸和缩唇呼吸锻炼，以改善通气，增加有效呼吸，鼓励加强耐寒锻炼。

（5）康复锻炼：使患者理解康复锻炼的重要性，发挥患者进行康复锻炼的主观能动性。

（6）心理疏导：引导患者适应慢性病并以良好的心态对待疾病，解除焦虑、紧张情绪。

（7）家庭氧疗：护理人员应指导患者和家属做以下几点：①了解氧疗的目的

及注意事项;②注意供氧装置周围严禁烟火,防止氧气燃烧爆炸;③氧疗装置应定期进行更换,清洁。

第五节　呼吸衰竭

呼吸衰竭简称呼衰,指各种原因引起的肺通气和(或)换气功能严重障碍,使机体不能进行有效的气体交换,以致在静息状态下亦不能维持足够的气体交换,导致低氧血症伴(或不伴)高碳酸血症,进而引起一系列病理生理改变和相应临床表现的综合征。

一、病因

完整的呼吸过程由相互衔接并同时进行的外呼吸、气体运输和内呼吸三个环节来完成。导致呼吸衰竭的原因可以发生在正常呼吸运动中的任何一个被改变的环节。

(1)神经中枢及传导系统和呼吸疾病、呼吸道病变和胸廓疾病引起呼吸动力损害、气道阻力增加和限制肺扩张所致的单纯通气不足和通气与血流比例失调,发生缺氧伴高碳酸血症。

(2)肺组织病变如肺炎、肺不张、肺水肿、急性肺损伤及肺血管疾病和肺广泛纤维化,主要引起通气与血流比例失调、肺内静脉血分流和弥散功能损害的换气功能障碍。发生缺氧和动脉氧分压降低,严重者因呼吸肌疲劳伴高碳酸血症。

二、临床表现

(一)发绀

发绀是缺氧典型表现。当 SaO_2 低于 90％时,患者出现口唇、指甲和舌发绀。

(二)精神-神经症状

急性呼吸衰竭可迅速出现精神紊乱、烦躁、昏迷、抽搐等症状。慢性呼吸衰竭随着 $PaCO_2$ 升高,出现先兴奋后抑制症状。

(三)循环系统

多数患者出现心动过速,严重缺氧和酸中毒时,可引起周围循环衰竭、血压下降、心律失常甚至心搏骤停。

（四）消化和泌尿系统

严重呼吸衰竭时可损害肝、肾功能，并发肺心病时出现尿量减少。部分患者可引起应激性溃疡而发生上消化道出血。

三、治疗原则及要点

处理原则是保持呼吸道通畅，迅速纠正缺氧、二氧化碳潴留，改善通气，积极治疗原发病，消除诱因，加强一般支持治疗和对其他重要脏器功能的监测与支持，预防和治疗并发症，脏器功能的监测与支持。

（一）保持呼吸道通畅

气道不畅使呼吸阻力增加，呼吸功能消耗增多使呼吸肌疲劳，气道阻塞致分泌物排出困难将加重感染，同时也可能发生肺不张，使气体交换面积减少，加重呼吸衰竭。

（二）氧疗和改善换气功能

任何类型的呼吸衰竭都存在低氧血症，故氧疗是呼吸衰竭患者的重要治疗措施，但不同类型的呼吸衰竭其氧疗的指征和给氧方法不同。

（三）增加通气量和改善 CO_2 潴留

1.呼吸兴奋剂

呼吸兴奋剂通过刺激呼吸中枢或外周化学感受器，增加呼吸频率和潮气量，改善通气。

2.机械通气

当机体出现严重的通气和（或）换气功能障碍时，以人工辅助通气装置（呼吸机）来改善通气和（或）换气功能，即为机械通气。

（四）抗感染

感染是慢性呼吸衰竭急性加重的常见诱因，一些非感染性因素诱发的呼吸衰竭加重也常继发感染，需要进行积极抗感染治疗。

（五）纠正酸碱平衡失调

急性呼吸衰竭患者常容易合并代谢性酸中毒，应及时纠正。

（六）病因治疗

在解决呼吸衰竭本身造成危害的前提下，针对不同病因采取适当的治疗措施是治疗呼吸衰竭的根本所在。

（七）重要脏器功能的监测与支持

重症患者需转入 ICU 进行积极抢救治疗，预防和治疗肺动脉高压、肺源性心脏病、肺性脑病、肾功能不全和消化道功能障碍,尤其是要注意预防多器官功能障碍综合征的发生。

四、护理评估

(一)健康史

1.目前状况

评估患者呼吸困难程度、类型及对日常生活影响。

2.评估患者相关疾病

评估患者有无慢阻肺、重症肺炎等原发的肺部或神经-肌肉病变及治疗情况。

(二)身体评估

1.一般状态

评估患者的日常活动的状态与活动耐力。

2.专科评估

视诊胸廓形态是否正常,胸壁是否可见三凹征等。

3.心理-社会评估

患者常因活动耐力下降而出现焦虑或抑郁情绪。

(三)辅助检查

评估患者动脉血气分析结果,是否表现为 PaO_2 降低,或伴有 $PaCO_2$ 升高等。

五、护理措施

(1)提供安静、整洁、舒适的环境,限制探视,减少交叉感染。

(2)急性呼吸衰竭应绝对卧床休息,保持舒适体位,慢性呼吸衰竭代偿期,可适当下床活动。

(3)进食富有营养、高蛋白质、易消化饮食,不能进食者,给予鼻饲,保证足够热量及水的摄入。

(4)病情观察:除定时测体温、脉搏、呼吸、血压,准确记录出入量,观察瞳孔变化、指(趾)甲是否发绀外,还特别注意神志、呼吸、痰液几项指标。

(5)氧气疗法:依病情及病理、生理特点,采取不同的给氧方式,争取短时间内使氧分压高于 50 mmHg,氧饱和度达到 80% 以上。

(6)保持呼吸道通畅:指导患者咳嗽、咳痰。痰液不易咳出者,可遵医嘱给予雾化吸入,不能自行排痰者,为患者翻身叩背及时吸痰。

(7)遵医嘱给予患者用药,并注意观察药物的不良反应;应用脱水剂、利尿剂,应注意观察疗效。

(8)应做好皮肤护理、生活护理;做好护理记录;备好抢救物品药品:如气管插管、气管切开包、吸痰器及强心剂、呼吸兴奋剂等。

六、健康教育

(一)疾病知识指导

向患者及家属讲解疾病的发生、发展和转归。

(二)生活指导

根据患者的具体情况指导患者制订合理的活动与休息计划。

(三)出院指导

1.康复指导

教会患者有效呼吸和咳嗽、咳痰的技术,如缩唇呼吸、腹式呼吸、体位引流、胸部叩击等方法。

2.用药指导与病情监测

告知患者使用药物、剂量、用法和注意事项,若有咳嗽加剧、痰液增多、气急、发绀加重或神志改变等变化及早就医。

第三章

骨外科护理

第一节　颈椎病

一、疾病概述

(一)概念

颈椎病指因颈椎间盘退行性变及其继发性改变,刺激或压迫相邻脊髓、神经、血管和食管组织,并引起相应症状和体征。颈椎病是 50 岁以上人群的常见病,男性居多,好发部位依次为 $C_{5\sim6}$、$C_{6\sim7}$。

(二)相关病理生理

颈椎病的发生和发展必须具备以下条件:一是以颈椎间盘为主的退行性变;二是退变的组织和结构必须对颈部脊髓或血管或神经或气管等器官或组织构成压迫或刺激,从而引起临床症状。椎间盘是无血运的组织,由于软骨板营养代谢的改变,致使髓核、纤维环发生退变。一方面,退变的髓核后突,穿过破裂的纤维环直接压迫脊髓;另一方面,髓核脱水使椎间隙高度降低,椎体间松动,刺激椎体后缘骨赘形成;而且椎节的松动还使钩椎关节、后方小关节突以及黄韧带增生。

从病理角度看,颈椎病是一个连续的病理反应过程,可将其分为 3 个阶段:椎间盘变性阶段、骨刺形成阶段和脊髓损害阶段。

(三)病因与分类

1.病因

(1)颈椎间盘退行性变:是颈椎病发生和发展的最基本原因。颈椎活动度大,随年龄增长,椎间盘逐渐发生退行性变,使椎间隙狭窄,关节囊、韧带松弛,脊柱活动时稳定性下降,进一步发展引起椎体、椎间关节及其周围韧带发生变性、增生、钙化,最后致相邻脊髓、神经、血管受到刺激或压迫。

(2)先天性颈椎管狭窄:颈椎管的矢状内径与颈椎病的发病有密切关系。椎管矢状内径小于正常(14～16 mm)时,即使退行性变比较轻,也可产生临床症状和体征。

(3)损伤:急性损伤可使原已退变的椎体,椎间盘和椎间关节损害加重而诱发颈椎病;慢性损伤可加速其退行性变的过程。

2.分型

根据受压部位的临床表现不同,一般分为四种类型。但有些患者以某型为主,同时伴有其他型的部分表现,称为复合型颈椎病。

(1)神经根型颈椎病:在颈椎病中发病率最高,占 50%～60%,是由椎间盘向后外侧突出,致钩椎关节或椎间关节增生、肥大,刺激或压迫单侧或双侧神经根所致。

(2)脊髓型颈椎病:占颈椎病的 10%～15%。由于后突的髓核、椎体后缘的骨赘、增生肥厚的黄韧带及钙化的后纵韧带等压迫或刺激脊髓所致。

(3)椎动脉型颈椎病:由于颈椎横突孔增生狭窄、颈椎稳定性下降、椎间关节活动移位等直接压迫或刺激椎动脉,使椎动脉狭窄或痉挛,造成椎-基底动脉供血不足。

(4)交感神经型颈椎病:由颈椎各种结构病变的刺激或压迫颈椎旁的交感神经节后纤维所致。

(四)临床表现

根据颈椎病的类型可有不同表现。

1.神经根型颈椎病

(1)症状:患者常先有颈痛及颈部僵硬,短期内加重并向肩部及上肢放射。用力咳嗽、打喷嚏及颈部活动时疼痛加剧。皮肤可有麻木、过敏等感觉改变;上肢肌力减退、肌萎缩,以大小鱼际肌和骨间肌最为明显,手指动作不灵活。

(2)体征:颈部肌痉挛,颈肩部有压痛,颈部和肩关节活动有不同程度受限。上肢肌腱反射减弱或消失,上肢牵拉试验阳性。

2.脊髓型颈椎病

(1)症状:手部麻木,运动不灵活,特别是精细活动失调、握力减退、下肢无力、步态不稳、有踩棉花样的感觉、躯干有紧束感等;后期出现大小便功能障碍,表现为尿频或排尿、排便困难。

(2)体征:肌力减退,四肢腱反射活跃或亢进,腹部反射、提睾反射和肛门反射减弱或消失。Hoffmann 征、髌阵挛及 Babinski 征等阳性。

3.椎动脉型颈椎病

(1)症状:①眩晕最常见,多伴有复视、耳鸣、耳聋、恶心、呕吐等症状,头颈部活动或姿势改变可诱发或加重眩晕;②猝倒是本型特有的症状,表现为四肢麻木、软弱无力而跌倒,多在头部突然活动后姿势改变时发生,倒地后再站立起来可继续正常活动;③头痛表现为发作性胀痛,以枕部、顶部为主,发作时可有恶心、呕吐、出汗、流涎、心慌、憋气,以及血压改变等自主神经功能紊乱症状。

(2)体征:颈部疼痛,活动受限。

4.交感神经型颈椎病

交感神经型颈椎病表现为一系列交感神经症状。①交感神经兴奋症状,如头痛或偏头痛、视物模糊、眼球胀痛、耳鸣、听力下降、心前区疼痛、心律失常、血压升高等。②交感神经抑制症状,如畏光、流泪、头晕、眼花、血压下降等。

(五)辅助检查

1.影像学检查

(1)X 线检查:神经根型颈椎病患者和脊髓型颈椎病患者,X 线正侧位摄片可显示颈椎生理前凸减小、消失或反常,椎间隙变窄,椎体后缘骨赘形成,椎间孔狭窄。

(2)脊髓造影、CT、MRI 检查:可显示颈椎间盘突出,颈椎管矢状径变小,脊髓受压情况。

2.实验室检查

脑脊液动力学试验:脊髓型颈椎病患者显示椎管有梗阻现象。

(六)治疗原则

神经根型、椎动脉型和交感型颈椎病以非手术治疗为主;脊髓型颈椎病由于疾病自然史逐渐发展使症状加重,故确诊后应及时行手术治疗。

1.非手术治疗

原则是去除压迫因素,消炎止痛,恢复颈椎稳定性。

(1)颌枕带牵引:取坐位或卧位,头前屈 10°左右,牵引重量 2～6 kg,每天 2 次,每次 1～1.5 小时,也可做持续牵引,每天 6～8 小时,2 周为 1 个疗程。脊髓型颈椎病一般不宜做此牵引。

(2)颈托或颈领:限制颈椎过度活动。充气型颈托除可固定颈椎,还有牵张作用。

(3)推拿按摩:可减轻肌痉挛,改善局部血液循环。脊髓型颈椎病不宜采用此疗法。

(4)理疗:采用热疗、磁疗、超声疗法等,可改善颈部血液循环,促进局部水肿消退和肌肉松弛。

(5)药物治疗:目前无治疗颈椎病的特效药物,所用药物皆属对症治疗,如非甾体抗感染药、肌肉松弛药及镇静剂等。

2.手术治疗

手术治疗适用于诊断明确,且出现以下情况时考虑:①保守治疗半年无效或影响正常生活和工作;②神经根性剧烈疼痛,保守治疗无效;③上肢某些肌肉,尤其是手内在肌无力、萎缩,经保守治疗4周后仍有发展趋势。

手术的目的是通过切除对脊髓、神经造成压迫的组织、骨赘、椎间盘和韧带,或椎管扩大成形,使脊髓和神经得到充分减压;或通过植骨,内固定行颈椎融合,获得颈椎稳定性。手术可分前路、前外侧和后路手术。常用的手术方式有颈椎间盘摘除、椎间植骨融合术、前路侧方减压术、颈椎半椎板切除减压或全椎板切除术、椎管成形术等。

二、护理评估

(一)术前评估

1.健康史

一般情况,了解患者的性别、年龄、职业、营养状况、生活自理能力、大小便情况等。有无颈肩部急慢性损伤和肩部长期固定史,以往的治疗方法和效果。以往是否有高血压以及糖尿病等病史。家中有无类似病史。

2.生命体征

按护理常规监测生命体征。

3.患者主诉

有无颈肩痛,肢体麻木、无力,大小便障碍等症状。

4.相关记录

疼痛部位及程度,疼痛与活动、体位有无明显关系,有无颈部活动受限,四肢感觉运动情况等。有无眩晕、头痛、视物模糊、耳鸣、心跳加速或猝倒等,导致症状加重或减轻的因素。

(二)身体评估

1.术前评估

(1)视诊:观察步态有无跛行、摇摆步态等;椎旁皮肤有无红肿、破损;脊柱有无畸形。

(2)触诊:棘突、椎旁有无压痛,评估患者躯干、四肢感觉功能。

(3)叩诊:局部有无叩击痛,肢体腱反射。

(4)动诊:颈椎及肢体活动度、肌力、肌张力情况,观察对比双侧有无差异。

(5)特殊试验:臂丛牵拉试验,压颈试验,椎间孔挤压、分离试验,病理征(Hoffmann 征,Babinski 征等)。

2.术后评估

(1)视诊:手术切口、步态。

(2)触诊:评估患者躯干、四肢感觉功能。

(3)叩诊:四肢腱反射。

(4)动诊:肢体肌力、肌张力情况。

(三)心理-社会评估

患者及家属对该病的认识、心理状态,有无焦虑及焦虑的原因,家庭及社会对患者的支持程度。

(四)辅助检查阳性结果评估

X 线片显示颈椎曲度改变、椎间隙变窄、椎间孔狭窄等。CT、MRI 显示椎间盘突出的部位、程度及有无神经根受压。

(五)治疗效果的评估

1.非手术治疗评估要点

(1)病史评估:了解与患者相关的情况,如职业、有无外伤、发病时间、治疗经过等。

(2)影像资料评估:通过 CT、MRI 检查,了解椎管形态、观察颈椎间盘突出、颈椎管狭窄、脊髓受压情况。

2.手术治疗评估要点

(1)心理评估:向患者介绍与疾病相关的知识,说明手术的重要性,解释手术的方式、术前、术后的配合事项及目的,耐心解答问题,消除不良心理,使其增加战胜疾病的信心,积极配合治疗。

(2)既往史:了解患者全身的情况,是否有心脏病、高血压、糖尿病等,如有异常积极治疗,减少术后并发症的发生。

(3)疼痛评估:评估患者疼痛诱发因素、部位、性质、程度和持续时间,并进行疼痛评分。

(4)神经功能评估:严密观察四肢感觉运动及会阴部神经功能情况,并进行术前、术后对比,可了解神经受压症状有无改善或加重。

三、主要护理诊断

(1)低效型呼吸形态与颈髓水肿、植骨块脱落或术后颈部水肿有关。

(2)有受伤害的危险与肢体无力及眩晕有关。

(3)潜在并发症为术后出血、脊髓神经损伤。

(4)躯体活动障碍与颈肩痛及活动受限有关。

四、主要护理措施

(一)术前护理

1.心理护理

向患者解释病情,告知其治疗的周期较长,术后恢复可能需要数月甚至更长时间,让患者做好充分的思想准备。对患者焦虑的心情表示理解,向患者介绍治疗方案及手术的必要性、手术目的及优点、目前医院的医疗护理情况和技术水平,使其产生安全感,愉快地、充满信心的接受手术。重视社会支持系统的影响,尤其是亲人的关怀和鼓励。

2.术前训练

(1)呼吸功能训练:术前指导患者练习深呼吸,行吹气泡或吹气球等训练,以增加肺的通气功能。

(2)气管、食管推移训练:适用于颈椎前路手术患者。指导患者用自己的2～4指插入切口侧的内脏鞘与血管神经鞘间隙处,持续将气管、食管向非手术侧推移。用力要缓和,如出现头晕、恶心、呕吐等不适,可休息后再继续。

(3)俯卧位训练:适用于后路手术的患者,以适应术中长时间俯卧位并预防呼吸受阻。开始每次 30～40 分钟,每天 3 次;以后逐渐增至每次 3～4 小时,每天 1 次。

3.安全护理

患者存在肌力下降致四肢无力时,应防烫伤和跌倒,指导患者不要自行倒开水,要穿防滑鞋,在干燥地面、有人陪同的情况下行走。

(二)术后护理

1.密切监测生命体征

注意患者呼吸频率、深度的改变,脉搏节律、速率的改变,保持呼吸道通畅,低流量给氧。呼吸困难是前路手术最危急的并发症,多发生在术后1~3天。因此,颈椎手术患者床旁应常规准备气管切开包。

2.体位护理

行内固定植骨融合的患者,加强颈部制动。患者取平卧位,颈部稍前屈,两侧颈肩部置沙袋以固定头部,侧卧位时枕与肩宽同高,在搬动或翻身时,保持头、颈和躯干在同一平面上,维持颈部相对稳定。下床活动时,需行头颈胸支架固定颈部。

3.并发症的观察与护理

(1)术后出血:注意观察生命体征、伤口敷料及引流液。若24小时出血量超过200 mL,检查是否有活动性出血;若引流量多且呈淡红色,考虑脑脊液漏发生,及时报告医师处理。注意观察颈部情况,检查颈部软组织张力。若发现患者颈部明显肿胀,并出现呼吸困难、烦躁、发绀等表现时,报告并协助医师剪开缝线、清除血肿。若血肿清除后,呼吸仍不改善应实施气管切开术。

(2)脊髓神经损伤:手术牵拉和周围血肿压迫均可损伤脊髓及神经,患者出现声嘶、四肢感觉运动障碍以及大小便功能障碍。手术牵拉所致的神经损伤为可逆的,一般在术后1~2天明显好转或消失;血肿压迫所致的损伤是渐进的,术后应注意观察,以便及时发现问题并处理。

(3)植骨块脱落、移位:多发生在术后5~7天,系颈椎活动不当时椎体与植骨块间产生界面间的剪切力使骨块移位、脱落。所以,颈椎术后应重视体位护理。

4.功能训练

指导肢体能活动的患者做主动运动,以增强肢体肌肉力量;肢体不能活动者,病情许可时,协助并指导其做各关节的被动运动,以防肌肉萎缩和关节僵硬。一般术后第1天,开始进行各关节的主被动功能锻炼;术后3~5天,引流管拔出后,可戴支架下地活动,坐位和站立位平稳训练及日常生活能力的训练。

(三)健康教育

1.纠正不良姿势

在日常生活、工作、休息时注意纠正不良姿势,保持颈部平直,以保护头、颈、肩部。

2.保持良好的睡眠体位

理想的睡眠体位应该是使头颈部保持自然仰伸位、胸部及腰部保持自然曲度、双髋及双膝略呈屈曲,使全身肌肉、韧带及关节放松和休息。

3.选择合适的枕头

枕头以中间低两端高、透气性好、长度超过肩宽 10～16 cm、高度以颈部压下一拳头高为宜。

4.避免外伤

行走或劳动时注意避免损伤颈肩部。一旦发生损伤,尽早诊治。

5.加强功能锻炼

长期伏案工作者宜定期远视,以缓解颈部肌肉的慢性劳损。

五、护理效果评估

(1)患者维持正常、有效的呼吸。

(2)患者安全,未发生眩晕和意外伤害、能陈述预防受伤的方法。

(3)患者术后未发生相关并发症,或并发症发生后得到及时的治疗处理。

(4)患者肢体感觉和活动能力逐渐恢复正常。

第二节　腰椎间盘突出

一、疾病概述

(一)概念

腰椎间盘突出症是腰椎间盘变性,纤维环破裂,髓核突出刺激或压迫神经根、马尾神经所表现的一种综合征,是腰腿疼痛最常见的原因之一。腰椎间盘突出中以 $L_{4～5}$、$L_5～S_1$ 间隙发病率最高,占 90%～96%,多个椎间隙同时发病者仅占 5%～22%。

(二)分型及病理

腰椎间盘突出症的分型方法较多,各有其根据及侧重面。从病理变化及 CT、MRI 发现,结合治疗方法可做如下分型。

1.膨隆型

纤维环有部分破裂,而表层完整,此时髓核因压力而向椎管局限性隆起,但表面光滑。这一类型经保守治疗大多数可缓解或治愈。

2.突出型

纤维环完全破裂,髓核突向椎管,但有后纵韧带或一层纤维膜覆盖,表面高低不平或呈菜花状。该型常需手术治疗。

3.脱垂游离型

破裂突出的椎间盘组织或碎块脱入椎管内或完全游离。此型不单可引起神经根症状,还易压迫马尾神经。非手术治疗往往无效。

4.Schmorl 结节及经骨突出型

前者是指髓核经上、下软骨终板的发育性或后天性裂隙突入椎体松质骨内;后者是髓核沿椎体软骨终板和椎体之间的血管通道向前纵韧带方向突出,形成椎体前缘的游离骨块。这两型临床上仅出现腰痛,而无神经根症状,无须手术治疗。

(三)病因

1.椎间盘退行性变

椎间盘退行性变是椎间盘突出的基本病因。随年龄增长,纤维环和髓核含水量逐渐减少,使髓核张力下降,椎间盘变薄。同时,透明质酸钠及角化硫酸盐减少,低分子量糖蛋白增加,原纤维变性及胶原纤维沉积增加,髓核失去弹性,椎间盘结构松弛、软骨板囊性变。

2.损伤

积累伤力是椎间盘变性的主要原因,也是椎间盘突出的诱因。积累伤力中,反复弯腰、扭转动作最易引起椎间盘损伤,故本症与某些职业、工种有密切关系,如驾驶员、举重运动员和从事重体力的劳动者。

3.遗传因素

有色人种本病发病率较低;年龄<20 岁的青少年患者中约 32% 有阳性家族史。

4.妊娠

妊娠期盆腔、下腰部组织充血明显,各种结构相对松弛,而腰骶部又承受较平时更大的重力,这样就增加了椎间盘损害的机会。

5.其他

其他因素包括遗传、吸烟及糖尿病等。

上腰段椎间盘症少见,其发生多存在下列因素:①脊柱滑脱症;②病变间隙原有异常;③过去有脊柱骨折或脊柱融合术病史。

（四）临床表现

腰椎间盘突出症常见于 20～50 岁患者，男女之比为（4～6）：1。20 岁以内占 6％左右，老人发病率最低。患者多有弯腰劳动或长期坐位工作室，首次发病常是半弯腰持重或突然扭腰动作过程中，其症状、体征如下。

1.症状

（1）腰痛：是大多数本症患者最先出现的症状，发生率约 91％。由于纤维环外层及后纵韧带受到突出髓核刺激，经脊神经脊膜支而产生的下腰部感应痛，有时亦影响到臀部。

（2）坐骨神经痛：虽然高位腰椎间盘突出（$L_{2～3}$，$L_{3～4}$）可引起股神经痛，但其发病率不足 5％。绝大多数患者是 $L_{4～5}$、$L_5～S_1$ 间隙突出，故坐骨神经痛最为多见，发生率达 97％左右。典型坐骨神经痛是从下腰部向臀部、大腿后方、小腿外侧直到足部的放射痛。约 60％患者在打喷嚏或咳嗽时由于增加腹压而使疼痛加剧。患者早期为痛觉过敏，病情较重者出现感觉迟钝或麻木。少数患者可有双侧坐骨神经痛。

（3）马尾神经受压：向正后方突出的髓核脱垂、游离椎间盘组织可压迫马尾神经，出现大小便障碍、鞍区感觉异常。发生率占 0.8％～24.4％。

2.体征

（1）腰椎侧凸：是一种为减轻疼痛的姿势性代偿畸形，具有辅助诊断价值，如髓核突出在神经根外侧，上身向健侧弯曲，腰椎侧凸向患侧可松弛受压的神经根；当突出的髓核在神经根内侧时，上身向患侧弯曲，腰椎凸向健侧可缓解疼痛。如神经根与脱出的髓核已有粘连，则无论腰椎凸向何侧均不能缓解疼痛。

（2）腰部活动受限：几乎全部患者都有不同程度的腰部活动受限，其中以前屈受限最明显，是由于前屈位时进一步促使髓核向后移位并增加对受压神经根的牵张。

（3）压痛及骶棘肌痉挛：89％患者在病变间隙的棘突间有压痛，其旁侧 1 cm 处压之有沿坐骨神经的放射痛。约 1/3 患者有腰部骶棘肌痉挛，使腰部固定于强迫体位。

（4）直腿抬高试验及加强试验：患者仰卧、伸膝、被动抬高患肢。正常人下肢抬高到 60°～70°时感觉腘窝不适。本症患者神经根受压或粘连，下肢抬高在 60°以内即可出现坐骨神经痛，成为直腿抬高试验阳性。其阳性率约 90％。在直腿抬高试验阳性时，缓慢降低患肢高度，待放射痛消失，这时再被动背屈患肢踝关节以牵拉坐骨神经，如又出现放射痛成为加强试验阳性。有时因突出髓核较大，抬高健侧下肢也可因牵拉硬脊膜而累及患侧诱发患侧坐骨神经发生放射痛。

(五)辅助检查

1.X线检查

单纯X线片不能直接反应是否存在椎间盘突出。片上所见脊柱侧凸,椎体边缘增生及椎间隙变窄等均提示退行性改变。如发现腰骶椎结构异常(移行椎、椎弓根崩裂、脊椎滑脱等),说明相邻椎间盘将会由于应力增加而加快变性,增加突出的机会。

2.CT和MRI检查

CT可显示骨性椎管形态,黄韧带是否增厚及椎间盘突出的大小、方向等,对本病有较大诊断价值,目前已普遍采用。MRI可全面地观察各腰椎间盘是否病变,也可在矢状面上了解髓核突出的程度和位置,并鉴别是否存在椎管内其他占位性病变。

3.其他检查

电生理检查(肌电图、神经传导速度及诱发电位)可协助确定神经损害的范围及程度,观察治疗效果。

(六)治疗原则

1.非手术治疗

腰椎间盘突出症中多数患者可经非手术疗法缓解或治愈。其目的是使椎间盘突出部分和受到刺激的神经根的炎性水肿加速消退,从而减轻或解除对神经根的刺激或压迫。非手术治疗主要适用于:①年轻、初次发作或病程较短者;②休息后症状可自行缓解者;③X线检查无椎管狭窄,方法包括绝对卧床休息,持续牵引,理疗、推拿、按摩,封闭,髓核化学溶解法等。

2.经皮髓核切吸术

经皮髓核切吸术是通过椎间盘镜或特殊器械在X线监视下直接进入椎间隙,将部分髓核搅碎吸出,从而减轻了椎间盘内压力达到缓解症状的目的。主要适用于膨出或轻度突出型的患者,且不合并侧隐窝狭窄者。对明显突出或髓核已脱入椎管者仍不能回纳。与本方法原理和适应证类似的尚有髓核激光气化术。

3.手术治疗

已确诊的腰椎间盘突出症患者,经严格非手术治疗无效,马尾神经受压者或伴有椎管狭窄者可考虑行髓核摘除术。手术治疗有可能发生椎间盘感染、血管或神经根损伤,以及术后粘连症状复发等并发症,故应严格掌握手术指征及提高手术技巧。

近年来采用微创外科技术使手术损伤减小,取得良好效果。

(七)预防

由于腰椎间盘突出症是在退行性变基础上受到积累伤力所致,而积累伤又是加速退变的重要因素,故减少积累伤就显得非常重要。长期坐位工作者需注意桌椅高度,定时改变姿势。职业工作中常弯腰劳动者,应定时伸腰、挺胸活动,并使用宽腰带。治疗后患者在一定期间内佩戴腰围,但应同时加强腰背肌训练,增加脊柱的内在稳定性。长期使用腰围而不锻炼腰背肌,反可因失用性肌萎缩带来不良后果。如需弯腰取物,最好采用屈髋、屈膝下蹲方式,减少对椎间盘后方的压力。

二、护理评估

(一)一般评估

1.健康史

健康史如:①一般情况,了解患者的性别、年龄、职业、营养状况、生活自理能力等。②既往史:是否有先天性的椎间盘疾病、既往有无腰部外伤、慢性损伤史,是否做过腰部手术。③外伤史:评估患者有无急性腰扭伤或损伤史。询问受伤时患者的体位、外来撞击的着力点,受伤后的症状和腰痛的特点和程度、致腰痛加剧或减轻的相关因素、有无采取制动和治疗措施。④家族史:家中有无类似病史。

2.生命体征

按护理常规监测生命体征。

3.患者主诉

有无腰背痛、下肢痛、麻木、大小便障碍等症状。

4.相关记录

疼痛部位及程度,疼痛与腹压、活动、体位有无明显关系,有无跛行、脊柱畸形及活动受限,有无压痛、反射痛,双下肢肢体感觉运动情况等。

(二)身体评估

1.术前评估

(1)视诊:观察步态有无跛行、摇摆步态等;椎旁皮肤有无破损,肢体有无肿胀或肌萎缩;脊柱有无畸形。

(2)触诊:棘突、椎旁有无压痛,下肢、肛周感觉有无减退,肛门括约肌功能等。

(3)动诊:腰椎活动范围,腰部有无叩击痛,双下肢的运动功能、肌力、肌张力的变化,对比双侧有无差异等。

(4)量诊:肢体长度测量、肢体周径测量及腰椎活动度测量。

(5)特殊检查试验:直腿抬高试验、股神经牵拉试验、肛门反射等。

2.术后评估

(1)视诊:患者手术切口、步态、肢体有无肿胀或肌萎缩等。

(2)触诊:切口周围皮温有无增高,下肢有无肌肉萎缩,下肢、肛周感觉情况。

(3)动诊:双下肢的运动功能、肌力的变化,双侧有无差异,腰椎活动范围。

(4)量诊:肢体长度测量、肢体周径测量。

(5)特殊检查试验:直腿抬高试验、股神经牵拉试验、肛门反射等。

(三)心理-社会评估

观察患者的情绪变化,了解其对疾病的认知程度及对手术的了解程度,有无紧张、恐惧心理;评估患者的家庭及支持系统对患者的支持帮助能力等。

(四)辅助检查阳性结果评估

X线片显示腰椎生理曲度消失,侧突畸形、椎间隙变窄及椎体边缘骨质增生等。CT、MRI显示椎间盘突出的部位、程度及与有无神经根受压。

(五)治疗效果的评估

1.非手术治疗评估要点

(1)病史评估:了解与患者相关的情况,如职业、有无外伤、发病时间、治疗经过等。

(2)影像资料评估:通过CT、MRI检查,了解椎管形态、观察腰椎间盘髓核突出的程度和位置等,分析是否需要手术治疗。

2.手术治疗评估要点

(1)心理评估:向患者介绍与疾病相关的知识,说明手术的重要性,解释手术的方式、术前、术后的配合事项及目的,耐心解答问题,消除不良心理,使其增加战胜疾病的信心,积极配合治疗。

(2)既往史:了解患者全身的情况,是否有心脏病、高血压、糖尿病等,如有异常,积极治疗,减少术后并发症的发生。

(3)疼痛评估:评估患者疼痛诱发因素、部位、性质、程度和持续时间,并进行疼痛评分。

(4)神经功能评估:严密观察双下肢感觉运动及会阴部神经功能情况,并进行术前、术后对比,可了解神经受压症状有无改善或加重。

三、主要护理诊断

(1)疼痛与髓核受压水肿、神经根受压及肌痉挛有关。

(2)躯体移动障碍与椎间盘突出或手术有关。

(3)便秘与马尾神经受压或长期卧床有关。

(4)知识缺乏与对疾病的认识有关。

(5)潜在并发症为脑脊液漏、椎间隙感染。

四、主要护理措施

(一)减轻疼痛

1.休息

长时间站立或坐立使腰椎负荷增加,神经根受压症状加重,故减轻腰椎负荷的方法就是卧床休息,卧硬板床,采取舒适、腰背肌放松体位。翻身时保持脊柱成一直线。

2.心理护理

指导患者放松心情,可让患者听音乐、看电视或与人聊天,分散其注意力。

3.药物镇痛

根据医嘱使用镇痛药或非甾体抗感染药。

(二)患者活动能力改善和舒适度增加

(1)体位护理:术后平卧2小时后即可协助患者轴线翻身,四肢成舒适体位摆放。

(2)按摩受压部位,避免压疮发生,更换床单时避免拖、拉、推等动作。指导患者进行功能锻炼。

(3)协助患者做好生活护理。

(三)预防便秘

1.排便训练

多数患者不习惯床上排便而导致便秘,应指导患者床上使用便盆,指导床上排便。

2.饮食指导

指导患者多饮水,给予富含膳食纤维的易消化饮食,多食新鲜蔬菜、水果。

3.药物通便

根据医嘱使用开塞露、麻仁软胶囊等通便药物。

4.适宜环境及心理疏导

可在患者排便时挡上屏风,尽可能减少病房人员,并给予患者心理支持,给其提供适宜的环境和时间。

(四)功能锻炼

向患者说明术后功能锻炼对预防深静脉血栓、防止神经根粘连及恢复腰背肌功能的重要性。功能锻炼的原则:幅度由小到大、次数由少到多,以身体无明显不适为宜。

1.术后第 1 天

(1)踝泵运动:全范围地伸屈踝关节或 360°旋转踝关节,在能承受的范围内尽可能多做,200～300 次/天,以促进血液循环,防止深静脉血栓的形成。

(2)股四头肌舒缩运动:主动收缩和放松大腿肌肉,每次持续 5～10 秒,如此反复进行,100～200 次/天,锻炼下肢肌力。

2.术后第 2 天

(1)直腿抬高运动:患者平卧于床上,伸直膝关节并收缩股四头肌后抬高患肢,抬到最高点时停留 10～15 秒,再缓慢放下,双下肢交替进行,每天 3～4 次,每次 20 分钟。

(2)屈膝屈髋运动:患者平卧于床上,下肢屈曲,双手抱住膝关节,使其尽可能向胸前靠近。

3.术后 1 周

腰背肌锻炼:采用 5 点支撑法,患者仰卧,屈肘伸肩,然后屈膝伸髋,以双脚双肘及头部为支点,使腰部离开床面,每天坚持数十次。

(五)并发症的护理

1.脑脊液漏

患者表现为恶心、呕吐和头痛等,伤口引流量大、色淡。给予去枕平卧、头低脚高位,伤口局部用沙袋压迫,同时放松引流负压,将引流瓶放置于床沿水平,遵医嘱补充大量液体。必要时探查伤口,行裂口缝合或修补硬膜。

2.椎间隙感染

椎间隙感染是椎节深部的感染,表现为腰背部疼痛和肌肉痉挛,并伴有体温升高。一般采用抗生素治疗。

(六)用药护理

遵医嘱按时、按量口服止痛药、神经营养药物。

(七)健康教育

1.起卧方法

术后坐位或下床时需戴腰围,起床时先平卧戴好腰围,然后侧卧,用双上肢慢慢撑起身体坐立。禁止平卧位突然起床的动作。由坐位改为卧位时先双手支撑慢慢侧卧,然后平卧,松开腰围。

2.维持正常体重

因肥胖会加重腰椎的负荷,超重或肥胖者必要时应控制饮食和减轻体重。

3.休息

术后注意劳逸结合,避免长时间坐位或站立,3个月内避免弯腰负重、提重物等活动,戴腰围6~8周。

五、护理效果评估

(1)患者舒适度增加,疼痛症状减轻或消失。

(2)患者躯体活动能力改善。

(3)患者下肢肌力增强。

(4)患者无并发症发生,或发生后得到及时处理。

第三节　肩关节脱位

一、疾病概述

(一)概念

肩关节脱位最常见,占全身关节脱位的45%,多发生于青壮年,男性多于女性。肩关节由肩胛骨的关节盂和肱骨头构成,属球窝关节,关节盂面积小而浅,肱骨头相对大而呈球形,其面积为关节盂的4倍,关节囊薄而松弛,周围韧带较薄弱,关节结构不稳定,运动范围大,故易于发生脱位。

(二)相关病理生理

创伤性关节脱位后,主要表现为构成关节的骨端移位、关节囊破裂、关节腔周围积血。血肿机化后,形成肉芽组织,继而发展成为纤维组织,与关节周围组织粘连。脱位可伴关节附近韧带、肌和肌腱损伤,也可伴撕脱性骨折及周围血管、神经损伤。

(三)病因和分类

创伤是肩关节脱位的主要原因,多由间接暴力引起。当身体侧位跌倒时,手掌撑地,肩关节呈外展外旋位,肱骨头在外力作用下突破关节囊前壁,滑出肩胛盂而致脱位;也可由于上臂过度外展外旋后伸时,肱骨颈或肱骨大结节抵触于肩峰时构成杠杆支点,使肱骨头向盂下滑出发生脱位。直接暴力可致肩关节后方直接受到撞伤,使肱骨头向前脱位。

肩关节脱位分为前脱位、后脱位、下脱位和盂上脱位。由于肩关节前下方组织薄弱,因此以前脱位多见。因脱位后肱骨头所在的位置不同,前脱位又分为喙突下脱位、盂下脱位和锁骨下脱位。脱位后常合并肱骨大结节骨折和肩袖的撕裂,严重者可合并肱骨外科颈骨折及臂丛神经损伤。

(四)临床表现

1.症状

肩关节脱位后,患肩肿胀、疼痛、主动和被动活动受限。患肢呈弹性固定于轻度外展内旋位,肘关节屈曲,患肢较对侧长,常以健侧手托住患侧前臂、头和躯干向患侧倾斜。

2.体征

肩关节脱位后,关节盂空虚,肩峰突出,肩部失去原有圆隆曲线,呈方肩畸形;肩胛盂处有空虚感;在腋窝、喙突下或锁骨下可触及移位的肱骨头;搭肩试验(Dugas)阳性,即肩关节脱位后,患侧手掌搭到健侧肩部时,患肘部不能贴近胸壁;患侧肘部紧贴胸部时,患侧手掌不能搭到健肩。

(五)辅助检查

X线检查可明确脱位的类型、移位方向、有无合并肱骨大结节撕脱性及肱骨外科颈骨折。对怀疑有肱骨头骨折者可行 CT 扫描。

(六)治疗原则

1.非手术治疗

(1)手法复位:脱位后要尽快复位,选择臂丛神经麻醉或全身麻醉,使肌肉松弛,在无痛下进行复位。常用手牵足蹬法(Hippocrates 法)和悬垂法(Stimson 法)。

(2)固定:单纯肩关节前脱位,复位后腋窝处垫棉垫,用三角巾悬吊上肢,保持肘关节屈曲 90°;关节囊破损明显或仍有肩关节半脱位者,应将患侧手置于对侧肩上,上肢贴靠胸壁,腋下垫棉垫,用绷带将患肢固定于胸壁前,固定于内收内旋位。肩关节后脱位,复位后用人字石膏或外展架固定在外展、后伸、外旋位。

一般固定 3～4 周,合并大结节骨折者适当延长 1～2 周;40 岁以上的患者,固定时间可相应缩短,因为年长患者关节制动时间越长,越容易发生关节僵硬。有习惯性脱位病史的年轻人适当延长固定期。

(3)功能锻炼:固定期间活动腕部和手指,并做上臂、前臂肩关节肌群的收缩运动;疼痛肿胀缓解后,可指导患者用健侧手缓慢推动患肢外展与内收活动,活动范围以不引起患侧肩部疼痛为限;3 周后,指导患者进行弯腰、垂臂、甩肩锻炼。具体方法为患者弯腰 90°,患肢自然下垂,以肩为顶点做圆锥形环转,范围由小到大;4 周后,指导患者做手指爬墙外展、爬墙上举、滑车带臂上举、举手摸顶锻炼,使肩关节功能完全恢复。

2.手术治疗

手术切开复位术适用于肩关节新鲜脱位合并肱骨颈、肱骨干骨折,或肩盂骨折块嵌入关节内,或肱二头肌长头嵌于关节间,或合并血管、神经损伤的患者;习惯性肩关节脱位;儿童及青年人的陈旧性脱位等。

二、护理评估

(一)一般评估

1.健康史

健康史包括:①一般情况,如年龄、出生时情况、对运动的喜好等;②外伤史:评估患者有无突发外伤史、受伤后的症状和疼痛的特点、受伤后的处理方法;③既往史:患者以前有无类似外伤病史、有无关节脱位习惯、既往脱位后的治疗及恢复情况等。

2.生命体征

创伤性脱位合并血管损伤时,可能导致血压下降等,观察有无休克。

3.患者主诉

脱位原因、时间;有无外伤史;导致脱位的外力方式、性质;脱位后处理措施;疼痛性质及程度。

4.相关记录

疼痛评分、全身皮肤及其他部位外伤情况。

(二)身体评估

1.术前评估

(1)视诊:患者有无被迫性体位;脱位关节有无肿胀、皮下瘀斑、畸形;有无血管及神经受压的表现、皮肤有无受损。

(2)触诊:有无压痛、是否触及脱出的关节头及空虚的关节盂、患肢动脉搏动的情况、有无感觉异常。

(3)叩诊:患肢神经反射是否正常。

(4)动诊:脱位关节活动能力,患肢肌力。

(5)量诊:患肢有无短缩、双侧肢体周径大小、关节活动度。

(6)特殊检查:肩关节脱位。

(7)术前准备评估:术前实验室检查结果评估。血常规及血生化、胸片、心电图等;术区皮肤、饮食、肠道、用药准备;评估患者对手术过程的了解程度,有无过度焦虑或者担忧;对预后的期望值等。

2.术后评估

了解麻醉和手术方法、手术经过是否顺利、术中出血情况;了解术后生命体征、切口及引流情况等;观察有无并发血管、神经损伤。

(1)视诊:手术切口有无红肿;术区敷料有无渗血、渗液;患肢的颜色及有无肿胀。

(2)触诊:患肢动脉搏动是否可扪及;患肢感觉有无异常。

(3)动诊:观察患肢关节主动活动及被动活动情况,有无关节僵硬。

(4)量诊:使用疼痛评分尺进行疼痛评分;使用皮尺及量角器分别测量患肢肿胀度及关节活动度。

3.心理-社会评估

评估患者的心理状况,了解患者及家属对疾病、治疗及预后的认知程度,家庭的经济承受能力,对患者的支持态度及其他社会支持系统情况。

4.辅助检查阳性结果评估

X线检查确定脱位类型及骨折情况。

5.治疗效果评估

(1)非手术治疗效果评估要点:①评估外固定是否有效,松紧度是否适宜,患肩是否固定于关节功能位,有无相关并发症,如皮肤压疮、关节僵硬等。②评估患肢末梢血运感觉、患肢动脉搏动是否可扪及;肢端活动是否正常;皮温是否正常;有无异常感觉,如麻木等。③评估患者功能锻炼情况,如肌力、关节活动范围等,锻炼进程有无按计划进行。

(2)手术治疗效果评估要点:①生命体征的评估,是否能维持生命体征的平稳。②体位评估,是否采取正确的体位,以保持关节功能位及舒适为标准。③手术切口评估,敷料是否干洁、固定,弹性绷带包扎松紧是否适宜。④术肢末梢血运评估,术肢桡动脉搏动是否可扪及;手指活动是否正常;术肢皮温是否正常;有无异常感觉,如麻木等。⑤功能锻炼程度评估,患者是否按计划进行康复训练,效果如何。⑥相关并发症评估,关节僵硬、臂丛神经损伤(肩关节脱位)等。

三、主要护理诊断

(一)疼痛

疼痛与关节脱位引起局部组织损伤及神经受压有关。

(二)躯体活动障碍

躯体活动障碍与关节脱位、疼痛、制动有关。

(三)知识缺乏

知识缺乏与缺乏有关复位后继续治疗及正确功能锻炼的知识有关。

(四)焦虑

焦虑与担忧预后有关。

(五)潜在并发症

(1)关节僵硬:与关节脱位后复位需固定关节有关。

(2)血管、神经受损。

四、主要护理措施

(一)术前护理

1.休息与体位

患者急性期应适当休息、抬高患肢,促进局部血液回流和减轻肿胀;保持患肩于功能位,以预防关节畸形及病理性脱位;关节脱位复位后外固定时间一般为3~4周,合并骨折者适当延长外固定时间。

2.饮食

患者多进含蛋白质、维生素、钙、铁丰富的食物;预防便秘者选用富含植物纤维食物,如粗粮、蔬菜、水果等;多饮水,每天饮水量>3000 mL,防止粪便干燥;多食酸奶,以促进肠蠕动;避免食用刺激性食物,如辣椒等。

3.用药护理

遵医嘱及时用药,观察药效及不良反应,及时记录和处理。

4.专科护理

(1)疼痛的护理:评估患者疼痛程度,及时合理给予非药物止痛,如早期局部冷疗、心理疗法等,疼痛评分为4分以上者,按需给予药物止痛。及时评估用药后的疼痛缓解情况。

（2）肿胀的护理：早期冷敷，减轻损伤部位的出血和水肿；24小时后热敷，以减轻肌肉的痉挛；后期理疗，改善血液循环，促进渗出液的吸收。

（3）外固定的护理：密切观察固定位置有无移动，保持有效固定；有无局部压迫症状及皮肤情况；让患者了解固定时限。

（4）患肢末梢血运观察：注意观察肢端末梢血运、运动、感觉情况。如发现肢体远端苍白、厥冷、发绀、疼痛、感觉减退及麻木等异常情况，应及时通知医师妥善处理。

(二)术后护理

1.生命体征的测量

术后24小时内，密切观察生命体征的变化，进行床边心电监护，每30分钟至1小时记录1次，观察有无因术中出血、麻醉等引起血压下降的情况。

2.体位的护理

全身麻醉术后应去枕平卧6小时，6小时后可予适当摇高床头或取半卧位，术后1～2天可根据患者情况考虑起床活动；术后患肢用三角巾悬吊于胸前，保持肘关节屈曲90°。

3.切口的观察

保持切口敷料清洁、干燥，一旦被血液渗透应及时更换，以防止切口感染。

4.患肢肢端血液循环的观察

密切观察患肢桡动脉搏动及手指的感觉活动情况，注意有无血管神经的损伤，出现异常时及时通知医师处理。

(三)术后并发症护理

1.肩关节僵硬的护理

循序渐进进行康复训练。固定期间行肌肉等长收缩，如前臂肌肉收缩、股四头肌收缩训练；远端关节早期活动，如手指抓捏、握拳活动、前臂伸展运动等，促进血液循环；去除外固定后，练习脱位关节的活动及关节周围肌力训练，以主动锻炼为主，以不引起剧烈疼痛为度，切忌粗暴进行被动活动。

2.血管、神经受损的护理

肩关节脱位或术后发生神经损伤并不多见，但如果出现患肢无力，肩外展功能丧失，要考虑有臂丛神经损伤，应及时通知医师，给予神经营养药物，局部理疗，加强手指各关节及腕关节的主动、被动活动，防止肌肉萎缩和关节僵硬。一般采用非手术治疗可恢复，观察3个月，如无恢复迹象应行手术探查。

(四)心理护理

关节脱位多由意外事故造成,患者常焦虑、恐惧以及自信心不足等,在生活上给予帮助,加强沟通,耐心开导,使之心情舒畅,从而愉快地接受配合治疗及康复。

(五)健康教育

向患者及家属讲解肩关节脱位治疗和康复的知识。说明复位后固定的目的、方法、重要意义及注意事项,使其充分了解固定的重要性、必要性及复位后必须固定的时限。讲述功能锻炼的重要性和必要性,并指导其进行康复锻炼,使患者能自觉按计划实施。固定期间进行肌肉舒缩活动及邻近关节主动活动,切忌被动运动;固定拆除后,逐步进行肢体的全范围功能锻炼,防止关节粘连和肌萎缩。习惯性反复脱位者,须保持有效固定并严格遵医嘱坚持功能锻炼,避免各种导致再脱位的原因。

五、护理效果评估

(1)患者疼痛是否得到有效控制,疼痛主诉减少。

(2)患者是否掌握关节功能康复训练相关知识,关节功能恢复程度,能否满足日常活动需要。

(3)有无血管、神经损伤或发生时能否及时发现和护理。

(4)手术切口能否保持清洁、干燥,有无切口感染的发生。

(5)有无相关并发症发生。

第四节　髋关节脱位

一、疾病概述

(一)概念

髋关节由股骨头和髋臼构成,是杵臼关节。髋臼为半球形,深而大,周围有坚韧带与肌群,结构相当稳定,故往往只有强大暴力才能导致髋关节脱位;约50%髋关节脱位同时合并有骨折。

(二)相关病理生理

创伤性关节脱位后,主要表现为构成关节的骨端移位,关节囊破裂,关节腔周围积血。血肿机化后,形成肉芽组织,继而发展成为纤维组织,与关节周围组织粘连。脱位可伴关节附近韧带、肌和肌腱损伤,也可伴撕脱性骨折及周围血管、神经损伤。

(三)病因和分类

髋关节脱位根据股骨头的位置可分为以下几种。

1.髋关节后脱位

髋关节于屈曲、内收位时,股骨头顶在髋臼后上缘,若暴力由前向后冲击膝部,并经股骨干纵轴传递到股骨头,使股骨头冲破关节囊后上部分而发生脱位。如撞车、高处坠落或弯腰姿势时重物打击于腰背部时。

2.髋关节前脱位

髋关节处于过度外展外旋位时,遭到外展暴力使大转子顶端与髋臼上缘相撞击,使股骨头冲破前方关节囊而脱出到闭孔或耻骨处,也称闭孔部脱位或耻骨部脱位。

3.髋关节中心脱位

当暴力作用于大转子外侧时,使股骨头冲击髋臼底部,引起髋臼底部骨折,如外力继续作用,股骨头连同髋臼骨折片一齐向盆腔内移位时,为中心脱位。

髋关节中心脱位以后脱位最常见,占全部髋关节脱位的85%～90%。脱位时常造成关节囊撕裂、髋臼后缘或股骨头骨折,有时合并坐骨神经挫伤或牵拉伤。

(四)临床表现

1.症状

患侧髋关节疼痛,主动活动功能丧失,被动活动时引起剧烈疼痛。

2.体征

(1)髋关节后脱位时,患肢呈屈曲、内收、内旋或缩短畸形。臀部可触及脱出的股骨头,大粗隆上移。髋部疼痛、关节功能障碍明显,肿胀不明显;可合并坐骨神经损伤,大多为挫伤,主要原因为股骨头压迫。表现为大腿后侧、小腿后侧及外侧和足部全部感觉消失,膝关节的屈肌,小腿和足部全部肌瘫痪,足部出现神经营养性改变。

(2)髋关节前脱位时,患肢呈轻度屈髋、过度外展、外旋畸形。耻骨脱位时患肢极度外旋90°畸形,髋外侧较平,患肢屈髋15°～20°外展畸形,腹股沟区可触及股骨头;会阴部脱位时在会阴部可触及股骨头。

(3)髋关节中心脱位时,如股骨头移位不多者只有局部疼痛、肿胀及活动障碍,无特殊体位畸形;股骨头移位严重者患肢有轻度缩短畸形,大转子因内移而不易摸到。

(五)辅助检查

X线检查可了解脱位的类型及有无合并髋臼或股骨头骨折。

(六)治疗原则

1.非手术治疗

(1)手法复位:髋关节脱位后宜尽早复位,最好在24小时内,超过24小时后再复位,十分困难。髋关节前脱位,常用的复位方法为提拉法。

(2)固定:复位后,用持续皮牵引或穿丁字鞋固定患肢,保持患肢于伸直、外展位,防止髋关节屈曲、内收、内旋,禁止患者坐起。一般固定2~3周。

(3)功能锻炼:①固定期间患者可进行股四头股收缩锻炼,患肢距小腿关节的活动及其余未固定关节的活动。②3周后开始活动关节,4周后去除皮牵引,指导患者扶双拐下地活动。③3个月内,患肢不负重,以免发生股骨头缺血性坏死或因受压而变形。④3个月后,经X线检查证实股骨头血液供应良好者,可尝试去拐步行,进行步态训练。

2.手术治疗

对手法复位失败者或髋臼后上缘有大块骨片复位不良或不稳者,应选择早期髋关节切开复位内固定术。

二、护理评估

(一)一般评估

1.健康史

评估患者受伤的原因、时间;受伤的姿势;外力的方式、性质;脱位的轻重程度;评估患者受伤时的身体状况及病情发展情况;了解伤后急救处理措施。

2.生命体征

评估患者的意识等,观察有无休克。

3.患者主诉

外伤史及脱位的原因、时间;疼痛的程度。

4.相关记录

疼痛评分、全身皮肤及其他部位外伤情况。

(二)身体评估

1.术前评估

(1)视诊:患者有无被迫性体位;患肢有无短缩、屈曲、内收内旋或外展外旋畸形;脱位关节有无肿胀、皮下瘀斑;有无血管及神经受压的表现、皮肤有无受损。

(2)触诊:有无压痛、是否触及脱出的关节头;患肢足背动脉搏动的情况、有无感觉异常。

(3)叩诊:患肢神经反射是否正常。

(4)动诊:脱位关节活动能力,患肢肌力。

(5)量诊:患肢有无短缩、双侧肢体周径大小、关节活动度。

(6)术前准备评估:术前实验室检查结果评估。血常规及血生化、胸片、心电图等;术区皮肤、饮食、肠道、用药准备;评估患者对手术过程的了解程度,有无过度焦虑或者担忧;对预后的期望值等。

2.术后评估

了解麻醉和手术方法、手术经过是否顺利、术中出血情况;了解术后生命体征、切口及引流情况等;观察有无并发血管神经损伤。

(1)视诊:手术切口有无红肿;术区敷料有无渗血、渗液;患肢的颜色及有无肿胀。

(2)触诊:患肢动脉搏动是否可扪及;患肢感觉有无异常。

(3)动诊:观察患肢关节主动活动及被动活动情况,有无关节僵硬。

(4)量诊:使用疼痛评分尺进行疼痛评分;使用皮尺及量角器分别测量患肢肿胀度及关节活动度。

(三)心理-社会评估

评估患者的心理状况,了解患者及家属对疾病、治疗及预后的认知程度,家庭的经济承受能力,对患者的支持态度及其他社会支持系统情况。

(四)辅助检查阳性结果评估

X线检查结果,确定脱位类型及骨折情况,并与股骨颈骨折鉴别。

(五)治疗效果评估

1.非手术治疗效果评估要点

(1)评估外固定是否有效,松紧度是否适宜,患髋是否固定于关节功能位,有无相关并发症,如皮肤压疮、下肢深静脉血栓形成等。

(2)评估患肢末梢血运感觉,患肢动脉搏动是否可扪及;肢端活动是否正常;皮温是否正常;有无异常感觉,如麻木、感觉消退等。

(3)评估患者功能锻炼情况,如肌力、关节活动范围等,锻炼进程有无按计划进行。

2.手术治疗效果评估要点

(1)生命体征的评估:是否能维持生命体征的平稳,有无发生出血性休克等。

(2)体位评估:是否采取正确的体位,以保持关节功能位及舒适为标准。

(3)手术切口评估:敷料是否干净、固定,弹性绷带包扎松紧是否适宜。

(4)术肢末梢血运评估:术肢桡动脉搏动是否可扪及;足趾活动是否正常;术肢有无肿胀,皮温是否正常;有无异常感觉,如麻木、感觉消退等。

(5)功能锻炼程度评估:患者是否按计划进行康复训练,效果如何。

(6)相关并发症评估:便秘、压疮、下肢深静脉血栓形成、坠积性肺炎等。

三、主要护理诊断

(一)疼痛

疼痛与关节脱位引起局部组织损伤及神经受压有关。

(二)身体活动障碍

身体活动障碍与关节脱位、疼痛、制动有关。

(三)知识缺乏

知识缺乏与缺乏有关复位后继续治疗及正确功能锻炼的知识有关。

(四)焦虑

焦虑与担忧预后有关。

(五)潜在并发症

潜在并发症为便秘、压疮、下肢深静脉血栓形成、坠积性肺炎和血管神经受损。

四、主要护理措施

(一)术前护理

1.体位

髋关节后脱位患者固定于轻度外展,前脱位固定于内收、内旋、伸直位,中心脱位固定于外展位。抬高患肢并保持患肢于关节功能位,以利静脉回流,减轻肿胀。

2.缓解疼痛

(1)局部冷热敷:受伤 24 小时内局部冷敷,达到消肿止痛的目的;受伤 24 小时后,局部热敷以减轻肌肉痉挛引起的疼痛。

(2)避免加重疼痛的因素:进行护理操作或移动患者时,托住患肢,动作轻柔,避免不适活动加重疼痛。

（3）镇痛：应用心理暗示、转移注意力或松弛疗法等非药物镇痛方法缓解疼痛，必要时遵医嘱应用镇痛剂。

3.外固定护理

使用石膏固定或牵引的患者，密切观察固定是否有效，固定物压迫处皮肤有无受损；患肢末梢血运感觉情况。

4.皮肤护理

髋关节脱位固定后需长期卧床的患者，鼓励其经常更换体位，保持床单整洁，预防压疮产生。对于皮肤感觉功能障碍的肢体，防止烫伤和冻伤。

（二）术后护理

1.生命体征的测量

术后 24 小时内，密切观察生命体征的变化，进行床边心电监护，每 30 分钟至 1 小时记录 1 次，观察有无因术中出血、麻醉等引起血压下降。

2.体位的护理

全身麻醉术后应去枕平卧 6 小时，6 小时后可予适当摇高床头或取半卧位，保持患肢外展中立位。

3.切口的观察

保持切口敷料清洁、干燥，一旦被血液渗透应及时更换，防止切口感染。

4.患肢肢端血液循环的观察

密切观察患肢足背动脉搏动及足趾的感觉活动情况，注意有无血管神经的损伤，出现异常时及时通知医师处理。

（三）术后并发症护理

1.便秘

重建正常排便形态：定时排便，注意便意，食用促进排泄的食物，如粗粮、蔬菜、水果、豆类及其他粗糙食物；摄取充足水分，进行力所能及的活动等；必要时使用甘油栓、开塞露等塞肛或进行灌肠。

2.压疮

压疮护理包括：①预防压疮，原则是防止组织长时间受压，改善营养及血液循环情况；重视局部护理；加强观察，对发生压疮危险度高的患者进行预防。②护理措施采用 Braden 评分法来评估发生压疮的危险程度，评分值越小，说明器官功能越差，发生压疮的危险性越高；间歇性解除压迫，卧床患者每 2～3 小时翻身 1 次，有条件者可使用减压贴、气垫床等；保持皮肤清洁和完整；加强营养，补充丰富蛋白质、足量热量、维生素 C 和维生素 A 及矿物质。③发生压疮后，评估压疮分期,进行对应处理。

3.下肢深静脉血栓

下肢深静脉血栓护理包括:①评估危险因素,手术种类、创伤程度、手术时间及术后卧床时间;年龄越大,发病率明显升高;制动时间,固定姿势;既往史,既往有静脉血栓形成史者的发病率为无既往史者的5倍;恶性肿瘤;其他,如肥胖、血管内插管等。②预防措施,活动,卧床者至少每2~3小时翻身1次;手术患者术后抬高患肢高于心脏水平,利于静脉回流;鼓励尽早床上行踝泵运动、股四头肌舒缩运动等;鼓励早期下床活动;穿弹力长袜或弹性绷带包扎,可减少静脉淤血和增加回流,减少末端腓肠静脉血栓;使用间歇外部回压装置,增加血流速度;尽量避免下肢血管穿刺;遵医嘱使用抗凝药物,如低分子肝素钙、利伐沙班片等。③下肢深静脉血栓形成后处理,绝对卧床休息,抬高患肢20°~30°;床上活动时避免动作过大,禁止患肢按摩,避免用力排便,以防血栓脱落而致肺栓塞;观察患肢肿胀程度、末梢循环等变化;遵医嘱使用抗凝、溶栓药物,并观察有无出血倾向,监测凝血功能;警惕肺栓塞的形成,临床无症状肺栓塞多见,一般在血栓形成1~2周发生,且多发生在久卧开始活动时,当下肢深静脉血栓患者出现气促、咳嗽、呼吸困难、咯血样泡沫痰等症状时应及时处理。

4.坠积性肺炎

鼓励患者有效咳嗽及咳痰;翻身叩击背部每2小时一次;痰液黏稠不易咯出时行雾化吸入,以稀释痰液,利于引流;指导行深呼吸训练等。

(四)心理护理

关节脱位多由意外事故造成,患者常焦虑、恐惧以及自信心不足等,在生活上给予帮助,加强沟通,耐心开导,使之心情舒畅,从而愉快地配合治疗及康复。

(五)健康教育

向患者及家属讲解髋关节脱位治疗和康复的知识。说明复位后固定的目的、方法、重要意义及注意事项,使其充分了解固定的重要性、必要性及复位后必须固定的时限。讲述功能锻炼的重要性和必要性,并指导其进行康复锻炼,使患者能自觉按计划实施。固定期间进行肌肉舒缩活动及邻近关节主动活动,切忌被动运动;固定拆除后,逐步进行肢体的全范围功能锻炼,防止关节粘连和肌萎缩。

五、护理效果评价

(1)患者疼痛是否得到有效控制,疼痛主诉减少。

(2)患者是否掌握关节功能康复训练相关知识,关节功能恢复程度,能否满足日常活动需要。

(3)患者有无发生血管神经损伤,能否及时发现与处理。

(4)手术切口能否保持清洁、干燥,有无感染的发生。

(5)有无相关并发症发生。

第五节 脊柱骨折

一、疾病概述

(一)概念

脊柱骨折又称脊椎骨折,占全身各类骨折的 $5\%\sim6\%$。脊柱骨折可以并发脊髓或马尾神经损伤,特别是颈椎骨折-脱位合并有脊髓损伤时能严重致残甚至丧失生命。

(二)相关病理生理

脊柱分为前、中、后三柱。中柱和后柱包裹了脊髓和马尾神经,该区的损伤可以累及神经系统,特别是中柱损伤,碎骨片和髓核组织可以突入椎管的前半部而损伤脊髓。胸腰段脊柱($T_{10}\sim L_2$)处于两个生理弧度的交汇处,是应力集中之处,也是常见骨折之处。

(三)病因与诱因

主要原因是暴力,多数由间接暴力引起,少数因直接暴力所致。当从高处坠落时,头、肩、臀部或足部着地,地面对身体的阻挡,使身体猛烈屈曲,所产生的垂直分力可导致椎体压缩性骨折,水平分力较大时则可同时发生脊椎脱位。直接暴力所致的脊椎骨折,多见于战伤、爆炸伤、直接撞伤等。

1.病理和分类

暴力的方向可以通过 X、Y、Z 轴,牵拉和旋转;在 X 轴上有屈、伸和侧方移动;在 Z 轴上则有侧屈和前后方向移动。因此,胸腰椎骨折和颈椎骨折分别可以有 6 种类型损伤。

2.胸、腰椎骨折的分类

(1)单纯性楔形压缩性骨折:脊柱前柱损伤,椎体成楔形,脊柱仍保持稳定。

(2)稳定性爆破型:前柱、中柱损伤。通常是高处坠落时,脊柱保持正直,胸腰段脊柱的椎体因受力、挤压而破碎;后柱不损伤,脊柱稳定。破碎的椎体与椎间盘可突出于椎管前方,损伤脊髓而产生神经症状。

(3)不稳定性爆破型:前柱、中柱、后柱同时损伤。由于脊柱不稳定,可出现创作后脊柱后突和进行性神经症状。

(4)Chance骨折:椎体水平状撕裂性损伤,如从高空仰面落下,背部被物体阻挡,脊柱过伸,椎体横形裂开;脊柱不稳定。

(5)屈曲-牵拉型:前柱部分因受压缩力而损伤,而中柱、后柱同时因牵拉的引力而损伤,造成后纵韧带断裂,脊椎关节囊破裂,关节突脱位,半脱位或骨折;是潜在性不稳定型骨折。

(6)脊柱骨折-脱位:又名移动性损伤。脊柱沿横面移位,脱位程度重于骨折。此类损伤较严重,伴脊髓损伤,预后差。

3.颈椎骨折的分类

(1)屈曲型损伤:前柱因受压缩力而损伤,而后柱因牵拉的张力而损伤。①前方半脱位(过屈型扭伤):后柱韧带完全或不完全性破裂。完全性者可有棘突上韧带、棘间韧带、脊椎关节囊破裂和横韧带撕裂。不完全性者仅有棘上韧带和部分棘间韧带撕裂。②双侧脊椎间关节脱位:因过度屈曲,中后柱韧带断裂,脱位的关节突超越至下一个节段小关节的前方与上方。大多数患者伴有脊髓损伤。③单纯椎体楔形(压缩性)骨折:较常见,除椎体压缩性骨折外,还不同程度的后方韧带结构破裂。

(2)垂直压缩损伤:多数发生在高空坠落或高台跳水者。①第一颈椎双侧前、后弓骨折:也称Jefferson骨折。②爆破型骨折:颈椎椎体粉碎骨折,多见于$C_{5\sim6}$。破碎的骨折片可凸向椎管内,瘫痪发生率高达80%。

(3)过伸损伤:①过伸性脱位,前纵韧带破裂,椎体横行裂开,椎体向后脱位。②损伤性枢椎椎弓骨折,暴力来自颏部,使颈椎过度仰伸,枢椎椎弓垂直状骨折。

(4)齿状突骨折:机制不清,暴力可能来自水平方向,从前向后经颅骨至齿状突。

(四)临床表现

有严重的外伤史,如高空坠落、重物撞击腰背部或塌方事件被泥土、矿石掩埋等。

胸腰椎损伤后,主要症状为局部疼痛,站立及翻身困难。腹膜后血肿刺激了腹腔神经节,合并肠蠕动减慢,常出现腹痛、腹胀甚至肠麻痹症状。

检查时要详细询问病史、受伤方式、受伤时姿势、伤后有无感觉及运动障碍。

注意多发伤:多发伤患者往往合并有颅脑、胸、腹脏器的损伤,要先处理紧急情况,抢救生命。

检查脊柱时暴露面应足够,必须用手指从上至下逐个按压棘突,如发现位于中线部位局部肿胀和明显的局部压痛,提示后柱已有损伤;胸腰段脊柱骨折常可摸到后凸畸形。

(五)辅助检查

1.影像学检查

(1)X线检查:有助于明确脊椎骨折的部位、类型和移位情况。

(2)CT检查:用于检查椎体的骨折情况,椎管内有无出血及碎骨片。

(3)MRI检查:有助于观察及确定脊髓损伤的程度和范围。

2.肌电图检查

测量肌的电传导情况,鉴别脊髓完整性的水平。

3.实验室检查

除常规检查外,血气分析检查可判断有通气不足危险患者的呼吸状况。

(六)治疗原则

1.抢救生命

脊柱损伤患者伴有颅脑、胸、腹脏器损伤或并发休克时,首先处理紧急问题,抢救生命。

2.卧硬板床

胸腰椎骨折和脱位,单纯压缩骨折椎体压缩不超过 1/3 者,可仰卧于木板床,在骨折部加枕垫,使脊柱过伸。

3.复位固定

较轻的颈椎骨折和脱位者用枕颌带做卧位牵引复位;明显压缩移位者做持续颅骨牵引复位。牵引重量 3～5 kg,复位后用头颈胸支具固定 3 个月。胸腰椎复位后用腰围支具固定。也可用两桌法或双踝悬吊法复位,复位后不稳定或关节交锁者,可手术治疗,做植骨和内固定。

4.腰背肌锻炼

胸腰椎单纯压缩骨折,椎体压缩不超过 1/3 者,在受伤后 1～2 天开始进行,利用背伸肌的肌力及背伸姿势,使脊柱过伸,借椎体前方的前纵韧带和椎间盘纤维环的张力,使压缩的椎体自行复位,恢复原形状。严重的胸、腰椎骨折和骨折脱位,可通过腰背肌功能锻炼,使骨折获一定程度的复位。

二、护理评估

(一)一般评估

1.健康史

健康史包括:①一般情况,了解患者的年龄、职业特点、运动爱好、日常饮食结构、有无酗酒等;②受伤情况:了解患者受伤的原因、部位和时间,受伤时的体位、症状和体征,搬运方式、现场及急诊室急救情况,有无昏迷史和其他部位复合伤等;③既往史与服药史:有无脊柱受伤或手术史。

2.生命体征与意识

评估患者的呼吸、血压、脉搏、体温及意识情况,包括呼吸形态、节律、频率、深浅,呼吸道是否通畅,患者能否有效咳嗽和排除分泌物;有无心动过缓和低血压;有无出汗,患者皮肤的颜色、温度;有无体温调节障碍;患者有无尿潴留或充盈性尿失禁,尿液颜色、量和比重,有无便秘或大便失禁。对伴有颅脑损伤的患者,可用格拉斯昏迷量表评估患者的意识情况。

3.患者主诉

患者主诉受伤的时间、原因和部位,受伤时的体位、症状和体征,搬运方式,现场及急诊室急救的情况,有无昏迷史和其他部位的合并伤。患者既往健康情况,有无脊柱受伤或手术史,近期有无因其他疾病而服用药物,应用剂量、时间和疗程。

4.相关记录

记录疼痛评分、全身皮肤及其他外伤情况。

(二)身体评估

1.视诊

受伤部位有无皮肤组织破损,局部肤色和温度,有无活动性出血及其他复合性损伤的迹象。

2.触诊

评估感觉和运动情况:患者的痛、温、触及位置觉的丧失平面及程度。

3.叩诊

患肢神经反射是否正常。

4.动诊

肢体感觉,活动和肌力的变化,双侧有无差异,有无腹胀和麻痹性肠梗阻征象。

(三)心理-社会评估

评估患者有无恐惧、紧张心理;评估患者和亲属对疾病的心理承受能力和对相关康复知识的认知程度,家庭及社会支持情况。

(四)辅助检查阳性结果评估

评估患者的影像学检查和实验室检查结果有无异常,以帮助判断病情和预后。

(五)治疗效果的评估

1.术前评估要点

(1)术前实验室检查结果评估:血常规及血生化、腰椎平片、心电图等。

(2)术前术区皮肤、饮食、肠道、用药准备情况。

(3)患者准备:评估患者对手术过程的了解程度,有无过度焦虑或者担忧;对预后的期望值等。

2.术后评估要点

(1)生命体征的评估:术后24小时内,密切观察生命体征的变化,进行床边心电监护,每30分钟至1小时记录1次,观察有无因术中出血、麻醉等引起血压下降。

(2)体位评估:是否采取正确的体位,以保持脊柱功能位及舒适为标准。

(3)术后感觉,运动和各项功能恢复情况。

(4)功能锻炼情况,如患者是否按计划进行功能锻炼及有无活动障碍引起的并发症出现。

三、主要护理诊断

(1)有皮肤完整性受损的危险:与活动障碍和长期卧床有关。

(2)潜在并发症:脊髓损伤。

(3)有失用综合征的危险:与脊柱骨折长期卧床有关。

四、主要护理措施

(一)病情观察与并发症预防

1.脊髓损伤的观察和预防

观察患者肢体感觉、运动、反射和括约肌功能是否随着病情发展而变化,及时发现脊髓损伤征象,报告医师并协助处理。尽量减少搬动患者,搬运时保持患者的脊柱中立位,以免造成或加重脊髓损伤。对已发生脊髓损伤者做好相应护理。

2.疼痛护理

及时评估患者疼痛程度,遵医嘱给予止痛药物。

3.预防压疮

主要措施如下：①定时翻身，间歇性解除压迫是有效预防压疮的关键，故在卧床期间应每2～3小时翻身1次。翻身时采用轴线翻身法，胸腰段骨折者双臂交叉放于胸前，两护士分别托扶患者肩背部和腰腿部翻至侧卧位；颈段骨折者还需一个人托扶头部，使其与肩同时翻动。患者自行翻身时，应先挺直腰背部再翻身，以利用绷紧的躯干肌肉形成天然内固定夹板。侧卧时，患者背后从肩到臀用枕头抵住以免腰胸部脊柱扭转，上腿屈髋屈膝而下腿伸直。两腿间垫枕以防髋内收。颈椎骨折患者不可随意低头、抬头或转动颈部，遵医嘱决定是否垫枕及枕头放置位置。避免在床上拖拽患者，以减少局部皮肤剪切力。②合适的床铺，床单清洁、干燥和舒适，有条件的可使用特制翻身床、明胶床垫、充气床垫、波纹气垫等。注意保护骨突出部位，使用气垫或棉圈等使骨突部位悬空，定时对受压的骨突部位进行按摩。保持个人清洁卫生和床单清洁、干燥。③增加营养，保证足够的营养素摄入，提高机体抵抗力。

4.牵引护理

主要措施如下：①颅骨牵引时，每班检查牵引，并拧紧螺母，防止牵引弓脱落；②牵引重锤保持悬空，不可随意增减或移去牵引重量，定期测量下肢的长度和力度，以免造成过度牵引和骨端旋转；③注意牵引针是否有移位，若有移位应消毒后调整；④保持对抗牵引力，颅骨牵引时，应抬高床头，若身体移位，抵住了床头，及时调整，以免失去反牵引作用；⑤告知患者和家属牵引期间牵引方向与肢体方向应成直线，以达到有效牵引。

（二）饮食

给予患者高热量、高蛋白、高纤维素、高钙、富含维生素及果胶成分饮食，如牛奶、鸡蛋、海米、虾皮、鱼汤、骨头汤、新鲜蔬菜和水果等。

（三）用药护理

了解药物不良反应，对症处理用药时观察其用药后效果。根据疼痛程度使用止痛药，并评估不良反应。

（四）心理护理

向患者和家属解释骨折的愈合是一个循序渐进的过程，充分固定能为骨折断端连接提供良好的条件。正确的功能锻炼可以促进断端生长愈合和患肢功能恢复。鼓励患者表达自己的思想，减轻患者及其家属的心理负担。

（五）健康教育

1.指导功能锻炼

脊柱损伤后长期卧床可导致失用综合征,故应根据骨折部位、程度和康复治疗计划,指导和鼓励患者早期活动和功能锻炼。单纯压缩骨折患者卧床 3 天后开始腰背部肌肉锻炼,开始臀部左右活动,然后要求做背伸动作,使臀部离开床面,随着腰背肌力量的增加,臀部离开床面的高度也逐渐增高。2 个月后骨折基本愈合,第 3 个月可以下地少量活动,但仍以卧床休息为主。3 个月后逐渐增加下地活动时间。除了腰背肌锻炼,还应定时进行全身各个关节的全范围被动或主动活动,每天数次,以促进血液循环,预防关节僵硬和肌萎缩。鼓励患者适当进行日常活动能力的训练,以满足其生活需要。

2.复查

告知患者及家属局部疼痛明显加重,或不能活动,应立即到医院复查并评估功能恢复情况。

3.安全指导

指导患者及家属评估家庭环境的安全性,妥善放置可能影响患者活动的障碍物。

五、护理效果评估

（1）患者是否主诉骨折部位疼痛减轻或消失,感觉舒适。

（2）患者皮肤是否保持完整,能否避免压疮发生。

（3）能否避免脊髓损伤等并发症的发生,一旦发生,能否及时发现和处理。

（4）患者在指导下能否按计划进行有效的功能锻炼,能否避免失用综合征的发生。

第六节　四肢骨折

一、肱骨干骨折

（一）疾病概述

1.概念

肱骨干骨折是发生在肱骨外髁颈下 1～2 cm 至肱骨髁上 2 cm 段的骨折。

在肱骨干中下 1/3 段后外侧有桡神经沟,此处骨折最容易发生桡神经损伤。

2.相关病理生理

(1)骨折的愈合过程:①血肿炎症极化期,在伤后 48～72 小时,血肿在骨折部位形成。由于创伤后,骨骼的血液供应减少,可引起骨坏死。死亡细胞促进成纤维细胞和成骨细胞向骨折部位移行,迅速形成纤维软骨,形成骨的纤维愈合。②原始骨痂形成期,由于血管和细胞的增殖,骨折后的 2～3 周骨折断端的周围形成骨痂。随着愈合的继续,骨痂被塑造成疏松的纤维组织,伸向骨内,常发生在骨折后 3 周至 6 个月。③骨板形成塑形期,在骨愈合的最后阶段,过多的骨痂被吸收,骨连接完成。随着肢体的负重,骨痂不断得到加强,损伤的骨组织逐渐恢复到损伤前的结构强度和形状。这个过程最早发生在骨折后 6 周,可持续一年。

(2)影响愈合的因素:①全身因素,如年龄、营养和代谢因素、健康状况;②局部因素,如骨折的类型和数量、骨折部位的血液供应、软组织损伤程度、软组织嵌入以及感染等;③治疗方法,如反复多次的手法复位、骨折固定不牢固、过早和不恰当的功能锻炼、治疗操作不当等。

3.病因与诱因

肱骨干骨折可由直接暴力或间接暴力引起。①直接暴力常由外侧打击肱骨干中部,致横形或粉碎性骨折。②间接暴力常由于手部或肘部着地,外力向上传导,加上身体倾斜所产生的剪式应力,多导致中下 1/3 骨折。

4.临床表现

(1)症状:患侧上臂出现疼痛、肿胀、皮下瘀斑,上肢活动障碍。

(2)体征:患侧上臂可见畸形、反常活动、骨摩擦感、骨擦音。若合并桡神经损伤,可出现患侧垂腕畸形、各手指关节不能背伸、拇指不能伸直、前臂旋后障碍、手背桡侧皮肤感觉减退或消失。

5.辅助检查

X 线检查可确定骨折类型、移位方向。

6.治疗原则

(1)手法复位外固定:在止痛、持续牵引和肌肉放松的情况下复位,复位后可选择石膏或小夹板固定。复位后比较稳定的骨折,可用 U 形石膏固定。中、下段长斜形或长螺旋形骨折因手法复位后不稳定,可采用上肢悬垂石膏固定,宜采用轻质石膏,以免因重量太大导致骨折端分离。选择小夹板固定者可屈肘 90°位,用三角巾悬吊,成人固定 6～8 周,儿童固定 4～6 周。

(2)切开复位内固定:在切开直视下复位后用加压钢板螺钉内固定或带锁髓内针固定。内固定可在半年以后取出,若无不适也可不取。

(二)护理评估

1.一般评估

(1)健康史:①一般情况,了解患者的年龄、职业特点、运动爱好、日常饮食结构、有无酗酒等;②受伤情况,了解患者受伤的原因、部位和时间,受伤时的体位和环境,外力作用的方式、方向与性质,骨折轻重程度及有无合并桡神经损伤,急救处理的过程等;③既往史,重点了解与骨折愈合有关的因素,如患者有无骨折史,有无药物滥用、服用特殊药物及药物过敏史,有无手术史等。

(2)生命体征:按护理常规监测生命体征。

(3)患者主诉:受伤的原因、时间、外力方式与性质、骨折轻重程度及有无合并桡神经损伤、受伤时的体位和环境、急救处理的过程等。

(4)相关记录:外伤情况及既往史;X线检查及实验室检查等结果记录。

2.身体评估

(1)术前评估:①视诊,患侧上臂出现疼痛、肿胀、皮下瘀斑,可见畸形,若合并桡神经损伤,可出现患侧垂腕畸形。②触诊,患侧有触痛,骨摩擦感或骨擦音,若合并桡神经损伤,手背桡侧皮肤感觉减退或消失。③动诊,可见反常活动,若合并桡神经损伤,各手指关节不能背伸,拇指不能伸直,前臂旋后障碍。④量诊,患肢有无短缩、双侧上肢周径大小、关节活动度。

(2)术后评估:①视诊,患侧上臂出现肿胀、皮下瘀斑减轻或消退;外固定清洁、干燥,保持有效固定。②触诊,患侧触痛减轻或消退;若合并桡神经损伤者,手背桡侧皮肤感觉改善或恢复正常。③动诊,反常活动消失;若合并桡神经损伤者,各手指关节能背伸,拇指能伸直,前臂旋后正常。④量诊,患肢无短缩、双侧上肢周径大小相等、关节活动度无差异。

(3)心理-社会评估:患者突然受伤骨折,患侧肢体活动障碍,生活自理能力下降,疼痛刺激以及外固定的使用,易产生焦虑、紧张及自身形象紊乱等心理变化。

(4)辅助检查阳性结果评估:X线检查结果确定骨折类型、移位方向。

(5)治疗效果的评估:①局部无压痛及纵向叩击痛。②局部无反常活动。③X线检查显示骨折处有连续骨痂通过,骨折线已模糊。④拆除外固定后,成人上肢能胸前平举1 kg重物持续达1分钟。⑤连续观察2周骨折处不变形。

(三)主要护理诊断

(1)疼痛:与骨折、软组织损伤、肌痉挛和水肿有关。

(2)潜在并发症:肌萎缩、关节僵硬。

(四)主要护理措施

1.病情观察与体位护理

(1)疼痛护理:及时评估患者疼痛程度,遵医嘱给予止痛药物。

(2)体位:用吊带或三角巾将患肢托起,以促进静脉回流,减轻肢体肿胀、疼痛。

2.饮食护理

指导患者进食高蛋白、高维生素、高热量、高钙和高铁的食物。

3.生活护理

指导患者进行力所能及的活动,必要时为其提供帮助。

4.心理护理

向患者和家属解释骨折的愈合是一个循序渐进的过程,充分固定能为骨折断端连接提供良好的条件。正确的功能锻炼可以促进断端生长愈合和患肢功能恢复。

5.健康教育

(1)指导功能锻炼:复位固定后尽早开始手指屈伸活动,并进行上臂肌肉的主动舒缩运动,但禁止做上臂旋转运动。2周后,开始主动的腕、肘关节屈伸活动和肩关节的外展、内收活动,逐渐增加活动量和活动频率。6周后加大活动量,并做肩关节旋转活动,以防肩关节僵硬或萎缩。

(2)复查:告知患者若骨折远端肢体肿胀或疼痛明显加重,肢体感觉麻木、肢端发凉,夹板或外固定松动,应立即到医院复查并评估功能恢复情况。

(3)安全指导:指导患者及家属评估家庭环境的安全性,妥善放置可能影响患者活动的障碍物。

(五)护理效果评估

(1)患者是否主诉骨折部位疼痛减轻或消失,感觉舒适。

(2)患侧肢端能否维持正常的组织灌注,皮肤温度和颜色正常,末梢动脉搏动有力。

(3)能否避免出现肌萎缩、关节僵硬等并发症发生。一旦发生,能否及时发现和处理。

(4)患者在指导下能否按计划进行有效的功能锻炼,患肢功能恢复情况及有无活动障碍。

二、前臂双骨折

(一)疾病概述

1.概念

尺桡骨干双骨折较多见,占各类骨折的 6% 左右,以青少年多见。因骨折后常导致复杂的移位,使复位十分困难,易发生骨筋膜室综合征。

2.相关病理生理

骨筋膜室综合征:骨筋膜室是由骨、骨间膜、肌间膜和深筋膜形成的密闭腔隙。骨折时,骨折部位骨筋膜室内的压力增高,导致肌肉和神经因急性缺血而产生一系列早期综合征,主要表现为"5P"征:疼痛、苍白、感觉异常、麻痹及脉搏消失。

3.病因与诱因

尺桡骨干双骨折多由直接暴力、间接暴力和扭转暴力致伤。

(1)直接暴力:多由重物直接打击、挤压或刀伤引起。特点为两骨同一平面的横形或粉碎性骨折,多伴有不同程度的软组织损伤,包括肌肉、肌腱断裂、神经血管损伤等,整复对位不稳定。

(2)间接暴力:常为跌倒时手掌着地,由于桡骨负重较多,暴力作用向上传到后首先使桡骨骨折,继而残余暴力通过骨间膜向内下方传导,引起低位尺骨斜形骨折。

(3)扭转暴力:跌倒时手掌着地,同时前臂发生旋转,导致不同平面的尺桡骨螺旋形骨折或斜形骨折,尺骨的骨折线多高于桡骨的骨折线。

4.临床表现

(1)症状:受伤后,患侧前臂出现疼痛、肿胀、畸形及功能障碍。

(2)体征:可发现畸形、反常活动、骨摩擦感。①尺骨上 1/3 骨干骨折可合并桡骨小头脱位,称为孟氏骨折。②桡骨干下 1/3 骨干骨折合并尺骨小头脱位,称为盖氏骨折。

5.辅助检查

X 线检查检查应包括肘关节或腕关节,可发现骨折部位、类型、移位方向以及是否合并有桡骨头脱位或尺骨小头脱位。

6.治疗原则

(1)手法复位外固定:手法复位成功后采用石膏固定,即用上肢前、后石膏夹板固定,待肿胀消退后改为上肢管型石膏固定,一般8～12周可达到骨性愈合。也可以采用小夹板固定,即在前臂掌侧、背侧、尺侧和桡侧分别放置四块小夹板并捆扎,将前臂放在防旋板上固定,再用三角巾悬吊患肢。

(2)切开复位内固定:在骨折部位选择切口,在直视下准确对位,用加压钢板螺钉固定或髓内针固定。

(二)护理评估

1.一般评估

(1)健康史:①一般情况,了解患者的年龄、职业特点、运动爱好、日常饮食结构、有无酗酒等;②受伤情况,了解患者受伤的原因、部位和时间,受伤时的体位和环境,外力作用的方式、方向与性质,骨折轻重程度,急救处理的过程等;③既往史,重点了解与骨折愈合有关的因素,如患者有无骨折史,有无药物滥用、服用特殊药物及药物过敏史,有无手术史等。

(2)生命体征:按护理常规监测生命体征。

(3)患者主诉:受伤的原因、时间、外力方式与性质,骨折轻重程度及有无合并桡神经损伤、受伤时的体位和环境、急救处理的过程等。

(4)相关记录:外伤情况及既往史;X线检查及实验室检查等结果记录。

2.身体评估

(1)术前评估:①视诊,患侧前臂出现肿胀、皮下瘀斑。②触诊,患肢有触痛、骨摩擦音或骨擦感。③动诊,可见反常活动。④量诊,患肢有无短缩、双侧上肢周径大小、关节活动度。

(2)术后评估:①视诊,患侧前臂出现肿胀、皮下瘀斑减轻或消退;外固定清洁、干燥,保持有效固定。②触诊,患侧触痛减轻或消退;骨摩擦音或骨擦感消失。③动诊,反常活动消失。④量诊,患肢无短缩,双侧上肢周径大小相等、关节活动度无差异。

(3)心理-社会评估:患者突然受伤骨折,患侧肢体活动障碍,生活自理能力下降,疼痛刺激以及外固定的使用,易产生焦虑、紧张及自身形象紊乱等心理变化。

(4)辅助检查阳性结果评估:肘关节或腕关节X线检查结果确定骨折类型、移位方向以及是否合并有桡骨头脱位或尺骨小头脱位。

(5)治疗效果的评估:①局部无压痛及纵向叩击痛。②局部无反常活动。③X线拍片显示骨折处有连续骨痂通过,骨折线已模糊。④拆除外固定后,成人上肢能平举1kg重物持续达1分钟。⑤连续观察2周骨折处不变形。

(三)主要护理诊断

(1)疼痛:与骨折、软组织损伤、肌痉挛和水肿有关。

(2)外周神经血管功能障碍的危险:与骨和软组织损伤、外固定不当有关。

(3)潜在并发症:肌萎缩、关节僵硬。

(四)主要护理措施

1.病情观察与体位护理

(1)疼痛护理:及时评估患者疼痛程度,遵医嘱给予止痛药物。

(2)体位:用吊带或三角巾将患肢托起,以促进静脉回流,减轻肢体肿胀疼痛。

(3)患肢缺血护理:观察石膏绷带或夹板固定的松紧度,必要时及时调整,以免神经、血管受压,影响有效组织灌注。观察前臂肿胀程度及手的感觉运动功能,如出现高张力肿胀、手指发凉、感觉异常、手指主动活动障碍、被动伸直剧痛、桡动脉搏动减弱或消失,即可确定骨筋膜室高压存在,须立即通知医师,并做好手术准备。如已出现"5P"征,及时手术也难以避免缺血性肌挛缩,从而遗留爪形手畸形。

(4)局部制动:支持并保护患肢在复位后体位,防止腕关节旋前或旋后。

2.饮食护理

指导患者进食高蛋白、高维生素、高热量、高钙和高铁的食物。

3.生活护理

指导患者进行力所能及的活动,必要时提供帮助。

4.心理护理

向患者和家属解释骨折的愈合是一个循序渐进的过程,充分固定能为骨折断端连接提供良好的条件。正确的功能锻炼可以促进断端生长愈合和患肢功能恢复。

5.健康教育

(1)指导功能锻炼:复位固定后尽早开始手指伸屈和用力握拳活动,并进行上臂和前臂肌肉的主动舒缩运动。2周后局部肿胀消退,开始练习腕关节活动。4周以后开始练习肘关节和肩关节活动。8周后拍片证实骨折已愈合,才可进行前臂旋转活动。

(2)复查:告知患者及家属若骨折远端肢体肿胀或疼痛明显加重,肢体感觉麻木、肢端发凉,夹板或外固定松动,应立即到医院复查并评估功能恢复情况。

(3)安全指导:指导患者及家属评估家庭环境的安全性,妥善放置可能影响患者活动的障碍物。

(五)护理效果评估

(1)患者是否主诉骨折部位疼痛减轻或消失,感觉舒适。

(2)患侧肢端能否维持正常的组织灌注,皮肤温度和颜色正常,末梢动脉搏动有力。

(3)能否避免因缺血性肌挛缩导致爪形手畸形的发生。一旦发生骨筋膜室综合征,能否及时发现和处理。

(4)患者在指导下能否按计划进行有效的功能锻炼,患肢功能恢复情况及有无活动障碍。

三、股骨颈骨折

(一)疾病概述

1.概念

股骨颈骨折多发生在中老年人,以女性多见。常出现骨折不愈合(约占15%)和股骨头缺血性坏死(占 20%～30%)。

2.相关病理生理

股骨颈骨折的发生常与骨质疏松导致骨质量下降有关,使患者在遭受轻微扭转暴力时即发生骨折。

3.病因与分类

患者多在走路时滑倒,身体发生扭转倒地,间接暴力传导致股骨颈发生骨折。青少年股骨颈骨折较少见,常需较大暴力才会引起,且多为不稳定型。

(1)按骨折线部位分类:股骨头下骨折、经股骨颈骨折和股骨颈基底骨折。

(2)按 X 线表现分类:内收骨折、外展骨折。

(3)按移位程度分类:常采用 Garden 分型,可分为不完全骨折、完全骨折但不移位、完全骨折部分移位且股骨头与股骨颈有接触、完全移位的骨折。

4.临床表现

(1)症状:中老年人有摔倒受伤史,伤后感髋部疼痛,下肢活动受限,不能站立和行走。嵌插骨折患者受伤后仍能行走,但是数天后髋部疼痛逐渐加强,活动后更痛,甚至完全不能行走,提示可能由受伤时的稳定骨折发展为不稳定骨折。

(2)体征:患肢缩短,出现外旋畸形,一般在 45°～60°。患侧大转子突出,局部压痛和轴向叩击痛。患者较少出现髋部肿胀和瘀斑。

5.辅助检查

髋部正侧位 X 线检查可见明确骨折的部位、类型、移位情况,是选择治疗方法的重要依据。

6.治疗原则

(1)非手术治疗:无明显移位的骨折、外展型或嵌插型等稳定性骨折者,年龄过大、全身情况差,或合并有严重心、肺、肾、肝等功能障碍者,可选择非手术治疗。患者可穿防旋鞋,下肢30°外展中立位皮肤牵引,卧床6～8周。对全身情况很差的高龄患者应以挽救生命和治疗并发症为主,骨折可不进行特殊治疗。尽管可能发生骨折不愈合,但患者仍能扶拐行走。

(2)手术治疗:对内收型骨折和有移位的骨折,65岁以上老年人的股骨头下型骨折、青少年股骨颈骨折、股骨陈旧骨折不愈合以及影响功能的畸形愈合等,应采用手术治疗。①闭合复位内固定:对所有类型股骨颈骨折患者均可进行闭合复位内固定术。闭合复位成功后,在股骨外侧打入多根空心加压螺钉内固定或动力髋钉板固定。②切开复位内固定:对闭合复位困难或复位失败者可行切开复位内固定术。经切口在直视下复位,用加压螺钉。③人工关节置换术:对全身情况尚好的高龄患者股骨头下骨折,已合并骨关节炎或股骨头坏死者,可选择单纯人工股骨头置换术或全髋关节置换术。

(二)护理评估

1.一般评估

(1)健康史:①一般情况,了解患者的年龄、职业特点、运动爱好、日常饮食结构、有无酗酒等;②受伤史,有摔倒受伤后感髋部疼痛,下肢活动受限,不能站立和行走;③既往史,重点了解与骨折愈合有关的因素,如患者有无骨折史,有无药物滥用、服用特殊药物及药物过敏史,有无手术史等。

(2)生命体征:根据病情定时监测生命体征。

(3)患者主诉:受伤的原因、时间、外力方式与性质,骨折轻重程度及有无合并桡神经损伤、受伤时的体位和环境、急救处理的过程等。

(4)相关记录:外伤情况及既往史;X线检查及实验室检查等结果记录。

2.身体评估

(1)术前评估:①视诊,患肢出现外旋畸形,股骨大转子突出。②触诊,患肢局部压痛。③叩诊,患肢局部纵向压痛。④动诊,患肢活动受限。⑤量诊,患肢有无短缩、双侧下肢周径大小、关节活动度。

(2)术后评估:①视诊,患肢保持外展中立位;外固定清洁、干燥,保持有效固定。②触诊,患肢局部压痛减轻或消退。③叩诊,患肢局部纵向压痛减轻或消退。④动诊,患肢根据愈合情况进行相应活动。⑤量诊,患肢无短缩,双侧下肢周径大小相等、关节活动度无差异。

（3）心理-社会评估：患者受伤骨折，患侧肢体活动障碍，生活自理能力下降，疼痛刺激以及外固定的使用，易产生焦虑、紧张及自身形象紊乱等心理变化。

（4）辅助检查阳性结果评估：髋部正侧位 X 线检查结果确定骨折的部位、类型、移位方向。

（5）治疗效果的评估：①局部无压痛及叩击痛。②局部无反常活动。③内固定治疗者，X 线检查显示骨折处有连续骨痂通过，骨折线已模糊。④X 线检查证实骨折愈合后可正常行走或负重行走。

（三）主要护理诊断

（1）躯体活动障碍：与骨折、牵引或石膏固定有关。

（2）失用综合征的危险：与骨折、软组织损伤或长期卧床有关。

（3）潜在并发症：下肢深静脉血栓、肺部感染、压疮、股骨头缺血坏死、骨折不愈合、关节脱位、关节感染等。

（四）主要护理措施

1.病情观察与并发症预防

（1）搬运与移动：尽量避免搬运和移动患者。搬运时将髋关节与患肢整体托起，防止关节脱位或骨折断端移位造成新的损伤。在病情允许的情况下，指导患者借助吊架或床栏更换体位、坐起、转移到轮椅上以及使用助行器、拐杖行走的方法。

（2）疼痛护理：及时评估患者疼痛程度，遵医嘱给予止痛药物。人工关节置换术后患者有中度至重度疼痛，术后用患者自控性止痛治疗、静脉或硬膜外止痛治疗可以控制疼痛。疼痛将逐渐减轻，到术后第 3 天，口服止痛药就可以充分缓解疼痛。口服止痛药在运动或体位改变前 1.5 小时服用为宜。

（3）下肢深静脉血栓的预防：指导患者卧床时多做踝关节运动，鼓励患者术后早期运动和行走。人工关节置换术后患者要穿抗血栓长袜或充气压力长袜，术后第一天鼓励患者下床。

（4）压疮的预防：保持床单的清洁、干燥，定时翻身并按摩受压的骨突部位，避免剪切力、摩擦力等损伤。

（5）肺部感染的预防：鼓励患者进行主动咳嗽，可指导患者使用刺激性肺活量测定器（一种显示一次呼吸气量多少的塑料装置）来逐步增加患者的呼吸深度，调节深呼吸和咳嗽过程，防止肺炎。

（6）关节感染的预防：保持关节腔内有效的负压吸引，引流管留置不应超过

72 小时,24 小时引流量少于 20 mL 后才可拔管。若手术后关节持续肿胀疼痛、伤口有异常体液溢出、皮肤发红、局部皮温较高,应警惕是否为关节感染。关节感染虽然少见,但是最严重的并发症。

2.饮食护理

指导患者进食高蛋白、高维生素、高热量、高钙和高铁的食物。对于手术或进食困难者,予以静脉营养支持。

3.生活护理

指导患者进行力所能及的活动,必要时为其提供帮助,如协助进食、进水、排便和翻身等。

4.心理护理

向患者和家属解释骨折的愈合是一个循序渐进的过程,充分固定能为骨折断端连接提供良好的条件。正确的功能锻炼可以促进断端生长愈合和患肢功能恢复。对可能遗留残疾的患者,应鼓励其表达自己的思想,减轻患者及其家属的心理负担。

5.健康教育

(1)非手术治疗:患者卧床期间保持患肢外展中立位,即平卧时两腿分开30°,腿间放枕头,脚尖向上或穿丁字鞋。不可使患肢内收或外旋,坐起时不能交叉盘腿,以免发生骨折移位。翻身过程应由护士或家属协助,使患肢在上且始终保持外展中立位,然后在两大腿之间放一个枕头以防内收。指导患肢股四头肌等长收缩、踝关节和足趾屈伸旋转运动,在非睡眠状态下每小时练习 1 次,每次 5~20 分钟,以防止下肢深静脉血栓、肌萎缩和关节僵硬。在锻炼患肢的同时,指导患者进行双上肢及健侧下肢全范围关节活动和功能锻炼。一般 8 周后复查 X 线片,若无异常可去除牵引后在床上坐起;3 个月后骨折基本愈合,可先用双扶拐使患肢不负重活动,后逐渐用单拐使部分患肢负重活动;6 个月后复查 X 线检查显示骨折愈合牢固后,可完全负重行走。

(2)内固定治疗:卧床期间不可使患肢内收,坐起不能交叉盘腿。若骨折复位良好,术后早期即可扶双拐下床活动,逐渐增加负重重量,X 线检查证实骨折愈合后可弃拐负重行走。

(3)人工关节置换术:卧床期间两腿间垫枕,保持患肢外展中立位,同时进行患肢股四头肌等长收缩、踝关节和足趾屈伸旋转运动。骨水泥型假体置换术后第 1 天后,即可遵医嘱进行床旁坐、站及扶双拐行走练习。生物型假体置换者一般于术后 1 周开始逐步进行行走练习。根据患者个体情况不同,制订具体康复计划,如果活动后感觉到关节持续疼痛和肿胀,说明练习强度过大。①在术后3个月内,关节周围软组织没有充分愈合,为避免关节脱位,应尽量避免屈髋大于90°和下肢内收超过身体中线。因此,避免下蹲、坐矮凳、坐沙发、跪姿、盘腿、过度内收或外旋、交叉腿站立、跷二郎腿或过度弯腰拾物等动作;侧卧时应健侧在下,患肢在上,两腿间夹枕头;排便时使用坐便器。患者可以坐高椅、散步、骑车、跳舞和游泳等,上楼时健肢先上,下楼时患肢先下。另外,嘱患者尽量不做或少做有损人工关节的活动,如爬山、爬楼梯和跑步等;避免在负重状态下反复做髋关节屈伸运动,或做剧烈跳跃和急转急停运动。肥胖患者应控制体重,预防骨质疏松,避免过多负重。②警惕术后关节感染的发生。人工关节置换多年后关节松动或磨损,可在活动时出现关节疼痛、跛行、髋关节功能减退。患者摔倒或髋关节扭伤后髋部不能活动,伴有疼痛,双下肢不等长,可能出现了关节脱位。嘱患者出现以上情况应尽快就诊。③术后1、2、3、6、12个月及以后每年严格定期随诊,以便指导锻炼和了解康复情况。

(4)安全指导:指导患者及家属评估家庭环境的安全性,妥善放置可能影响患者活动的障碍物。指导患者安全使用步行辅助器械或轮椅。行走练习时需有人陪伴,以防摔倒。

(五)护理效果评估

(1)患者是否主诉骨折部位疼痛减轻或消失,感觉舒适。

(2)患侧肢端能否维持正常的组织灌注,皮肤温度和颜色正常,末梢动脉搏动有力。

(3)能否避免下肢深静脉血栓、肺部感染、压疮、股骨头缺血坏死、骨折不愈合、关节脱位、关节感染等并发症的发生。一旦发生,能否及时发现和处理。

(4)患者在指导下能否按计划进行有效的功能锻炼,患肢功能恢复情况及有无活动障碍。

第四章

普外科护理

第一节　甲状腺疾病

一、甲状腺功能亢进

甲状腺功能亢进简称甲亢,是各种原因引起循环血液中甲状腺激素异常增多,出现以全身代谢亢进为主要特征的疾病,是一种自身免疫性疾病。

(一)病因

甲亢的病因迄今未明。近年来,人们认为原发性甲亢是一种自身免疫性疾病,其淋巴细胞产生的两类 G 类免疫球蛋白,即长效甲状腺激素和甲状腺刺激免疫球蛋白能抑制垂体前叶分泌促甲状腺激素,并与甲状腺滤泡壁细胞膜上的促甲状腺激素受体结合,导致甲状腺激素的大量分泌。

(二)临床表现

临床表现轻重不一,典型表现有甲状腺激素分泌过多综合征、甲状腺肿及眼征三大主要症状。

1.甲状腺激素分泌过多综合征

由于甲状腺激素分泌过多和交感神经兴奋,患者可出现高代谢综合征和各系统功能受累,主要表现为性情急躁、易激惹、失眠、双手颤动、怕热、多汗、皮肤潮湿、无力、易疲劳等;食欲亢进却体重减轻、肠蠕动亢进和腹泻;心悸、脉快有力(脉搏常在 100 次/分以上,休息和睡眠时仍快)和脉压增大;月经失调和阳痿,极个别患者伴有局限性胫前黏液性水肿。

2.甲状腺肿

甲状腺肿呈弥漫性、对称性,多无局部压迫症状。由于腺体内血管扩张、血流加速,可触及震颤感,闻及血管杂音。

3.眼征

突眼为眼征中重要且较特异的体征之一。典型者双侧眼球突出、眼裂增宽。严重者上下眼睑难以闭合、瞬目次数减少;眼向下看时上眼睑不随眼球下闭;上视时,前额皮肤不能皱起;两眼内聚能力差;甚至伴眼睑肿胀肥厚、结膜充血、水肿等。

(三)治疗原则及要点

抗甲状腺药物治疗、放射性碘治疗和手术治疗。

甲状腺大部切除术仍是目前治疗中度以上甲亢的一种常用而有效的方法,能使 90%～95% 的患者获得痊愈,手术病死率低于 1%,主要缺点是有一定的并发症,4%～5% 的患者术后甲亢复发。

1.手术适应证

(1)继发性甲亢或高功能腺瘤。

(2)中度以上的原发性甲亢。

(3)腺体较大,伴有压迫症状,或胸骨后甲状腺肿等类型的甲亢。

(4)抗甲状腺药物或 [131]I 治疗后复发或坚持长期用药有困难者。鉴于甲亢对妊娠可造成不良影响(流产和早产等),而妊娠又可能加重甲亢,因此,妊娠早、中期的甲亢患者凡具有上述指征者,仍应考虑手术治疗。

2.手术禁忌证

(1)青少年患者。

(2)症状较轻者。

(3)老年患者或有严重器质性疾病不能耐受手术治疗者。

(四)护理评估

1.术前评估

(1)健康史:患者是否曾患有结节性甲状腺肿或伴有其他自身免疫性疾病;有无甲状腺疾病的用药或手术史;近期有无感染、劳累、精神刺激或创伤等应激因素。

(2)身体状况:①局部肿块与吞咽运动的关系;肿块的大小、形状、质地和活动度;肿块的生长速度;颈部有无肿大淋巴结。②全身有无压迫症状,如声音嘶哑、呼吸困难、吞咽困难等;骨和肺转移征象;腹泻、心悸、脸面潮红和血清钙降低等症状;其他内分泌腺体的增生。③辅助检查包括基础代谢率、甲状腺摄 [131]I 率测定、血清 T_3、T_4 含量、同位素扫描、B超等检查结果。

(3)心理和社会状况:①心理状态,患者常在无意中发现颈部肿块,病史短且突然,因而担忧肿块的性质和预后,表现为焦虑不安;故需了解和评估患者患病后的情绪和心理变化。②认知程度,对甲状腺疾病的认知态度、对手术的接受程度、对术后康复知识的了解程度。

2.术后评估

(1)术中情况:了解麻醉方式、手术方式及病灶处理情况、术中出血与补液情况。

(2)术后情况:①评估患者呼吸道是否通畅、生命体征是否平稳、神志是否清楚和切口、引流情况等。②了解患者是否出现术后并发症,如呼吸困难和窒息、喉返神经损伤、喉上神经损伤、手足抽搐和甲状腺危象等。

(五)护理措施

1.术前护理

充分而完善的术前准备和护理是保证手术顺利进行和预防术后并发症的关键。

(1)休息和心理护理:多与患者交谈,消除其顾虑和恐惧;对精神过度紧张或失眠者,适当应用镇静剂或安眠药物,使其处于接受手术的最佳身心状态。

(2)配合术前检查:除常规检查外,还包括颈部超声、心电图检查、喉镜检查、测定基础代谢率。

(3)用药护理:术前通过药物降低基础代谢率是甲亢患者术前准备的重要环节。术前应用的药物有:①单用碘剂,常用的碘剂是复方碘化钾溶液,每天3次口服,第1天每次3滴,第2天每次4滴,依此逐日递增至每次16滴止,然后维持此剂量。2周后待甲亢症状得到基本控制(患者情绪稳定,睡眠好转,体重增加,脉率<90次/分以下,脉压恢复正常,基础代谢率+20%以下),便可进行手术。碘剂的作用在于抑制蛋白水解酶,减少甲状腺球蛋白的分解,逐渐抑制甲状腺激素的释放,有助于避免术后甲状腺危象的发生。但因碘剂只能抑制甲状腺激素的释放,而不能抑制甲状腺激素的合成,一旦停服,贮存于甲状腺滤泡内的甲状腺球蛋白大量分解,使甲亢症状重新出现,甚至加重。因此,凡不准备手术治疗的甲亢患者均不宜服用碘剂。②硫脲类药物加用碘剂,先用硫脲类药物,待甲亢症状基本控制后停药,再单独服用碘剂1周后再行手术。因硫脲类药物能使甲状腺肿充血,手术时极易发生出血,增加手术风险;而碘剂能减少甲状腺的血流量,减少腺体充血,使腺体缩小变硬,因此服用硫脲类药物后必须服用碘剂。③碘剂加用硫脲类药物后再单用碘剂,少数患者服碘剂2周后症状改善不明显,

可加服硫脲类药物,待甲亢症状基本控制,停用硫脲类药物后再继续单独服用碘剂1周后手术。在此期间应严密观察用药的效果与不良反应。④普萘洛尔单用或合用碘剂,对于不能耐受碘剂或合并应用硫脲类药物,或对此两类药物无反应的患者,主张与碘剂合用或单用普萘洛尔做术前准备,每6小时服药1次,每次20~60 mg,一般服用4天后脉率即降至正常水平,由于普萘洛尔半衰期不到8小时,故最后一次服用须在术前1~2小时,术后继续口服4~7天,术前不用阿托品,以免引起心动过速。

(4)饮食护理:给予高热量、高蛋白质和富含维生素的均衡饮食,加强营养支持,纠正负氮平衡;给予足够的液体摄入以补充出汗等所丢失的水分。但有心脏疾病患者应避免大量饮水,以防水肿和心力衰竭。禁用对中枢神经有兴奋作用的浓茶、咖啡等刺激性饮料,戒烟、酒。勿进食增加肠蠕动及易导致腹泻的富含纤维的食物。

(5)突眼护理:突眼者注意保护眼睛,经常滴眼药水,外出戴墨镜或使用眼罩以避免强光、风沙及灰尘的刺激。睡前用抗生素眼膏涂眼,并覆盖油纱或使用眼罩,以免角膜过度暴露后干燥受损,发生溃疡。

(6)其他措施:术前教会患者头低肩高体位练习,指导患者深呼吸,学会有效咳嗽的方法,患者接往手术室后备麻醉床、引流装置、无菌手套、拆线包及气管切开包等。

2.术后护理

(1)体位和引流:平卧位,血压平稳后半卧位以利于呼吸和引流,引流管24~48小时拔出。

(2)病情观察:密切观察生命指征;观察伤口渗血情况;了解患者的发音和吞咽情况;判断有无呼吸困难、声音嘶哑、音调降低、误咽、呛咳等。

(3)保持呼吸道通畅,预防肺部并发症。

(4)饮食:术后6小时后可进少量温或凉流质,禁忌过热饮食,以免诱发手术部位血管扩张。

(5)并发症的观察和处理:密切监测生命体征、发音和吞咽状况,及早发现术后并发症,并及时通知医师配合抢救。

(六)健康教育

1.自我护理指导

指导患者保持精神愉快和心境平和,劳逸结合,适当休息和活动。

2.用药指导

说明甲亢术后继续服药的重要性并督促执行。

3.复诊指导

患者出院后定期至门诊复查,以了解甲状腺功能,若出现心悸、手足震颤、抽搐等症状时及时就诊。

二、甲状腺癌

甲状腺癌是头颈部较常见的恶性肿瘤,约占全身恶性肿瘤的1％,女性发病率高于男性。除髓样癌外,多数甲状腺癌起源于滤泡上皮细胞。

(一)病因

甲状腺癌的病因目前尚不清楚,主要与放射线损伤、缺碘与高碘、内分泌紊乱、遗传因素等关系密切。

(二)临床表现

1.乳头状癌及滤泡状癌

初期多无明显症状。随着病情进展肿块逐渐增大、质硬、表面高低不平、吞咽时肿块移动度减小。乳头状癌约占成人甲状腺癌的70％和儿童甲状腺癌的全部,低度恶性;滤泡状癌约占甲状腺癌的15％,多见于50岁左右的女性,中度恶性。

2.未分化癌

未分化癌占5％～10％,多见于70岁左右的老年人,可侵犯周围组织,高度恶性,预后较差。

3.髓样癌

髓样癌仅占7％,常有家族史,并可出现腹泻、心悸、颜面潮红、血钙降低,伴有其他内分泌腺体的增生。

(三)治疗原则及要点

甲状腺本身切除及颈部淋巴结清扫,根据患者情况再辅助内分泌治疗及放射性核素治疗和放射外照射治疗。

(四)护理评估

见甲状腺亢进护理评估。

(五)护理措施

1.术前护理

充分而完善的术前准备和护理是保证手术顺利进行和预防术后并发症的关键。

(1)休息和心理护理:多与患者交谈,消除其顾虑和恐惧;对精神过度紧张或失眠者,适当应用镇静剂或安眠药物,使其处于接受手术的最佳身心状态。

(2)术前准备:配合医师完成术前检查和准备,教会患者头低肩高体位练习,必要时,剃除耳后毛发,以便行颈淋巴结清扫术,术前一晚保证患者睡眠。

2.术后护理

见甲状腺亢进术后护理。

(六)健康教育

1.心理调适

甲状腺癌患者术后存在不同程度的心理问题,指导患者调整心态,正确面对现实,积极配合治疗。

2.功能锻炼

为促进颈部功能恢复,术后患者在切口愈合后可逐渐进行颈部活动,直至出院后3个月。颈淋巴结清扫术者,因斜方肌不同程度受损,功能锻炼尤为重要;故在切口愈合后即应开始肩关节和颈部的功能锻炼,并随时保持患侧上肢高于健侧的体位,以防肩下垂。

3.后续用药

指导甲状腺全切除者应遵医嘱坚持服用甲状腺激素制剂,维持体内激素水平及预防肿瘤复发;术后放射治疗应遵医嘱按时进行。

4.定期复诊

随访教会患者颈部自行体检的方法;定期复诊,检查颈部、肺部和甲状腺功能等。若发现结节、肿块或异常应及时就诊。

第二节　肠梗阻

肠梗阻是指肠内容物在肠道中不能顺利通过和运行,是常见的急腹症之一。

一、病因及分类

(一)按发病原因

1.机械性肠梗阻

(1)肠腔堵塞:寄生虫、粪块等。

(2)肠管受压:肠粘连、嵌顿疝、肠扭转和肿瘤压迫。

(3)肠壁病变:先天性肠道闭锁、肠套叠、肿瘤、炎症肠病等。

2.动力性肠梗阻

(1)麻痹性肠梗阻:见于急性弥漫性腹膜炎、腹部大手术、腹膜后出血或感染、低钾血症等。

(2)痉挛性肠梗阻:慢性铅中毒和肠道功能紊乱。

3.血运性肠梗阻

肠系膜血管栓塞或血栓形成。

(二)按肠壁有无血运障碍

1.单纯性肠梗阻

肠内容物通过受阻,无血运障碍。

2.绞窄性肠梗阻

梗阻伴有肠壁血运障碍。

(三)按梗阻部位

(1)高位肠梗阻。

(2)低位肠梗阻。

(四)按梗阻程度

(1)完全性肠梗阻。

(2)不完全性肠梗阻。

二、临床表现

(一)症状

1.腹痛

单纯性机械性肠梗阻患者常表现为阵发性腹部绞痛,随着病情进一步发展,可演变为绞窄性肠梗阻,呈持续性剧烈腹痛;麻痹性肠梗阻患者腹痛特点为全腹持续性胀痛或不适;肠扭转所致闭袢性肠梗阻多表现为突发腹部持续性绞痛并阵发性加剧;而肠蛔虫堵塞多为不完全性肠梗阻,以阵发性脐周腹痛为主。

2.呕吐

与梗阻发生的部位、类型有关。高位肠梗阻早期便发生呕吐且频繁;低位肠梗阻呕吐出现较迟而少,呕吐物呈粪样;若吐出蛔虫,多为蛔虫团引起的肠梗阻;麻痹性肠梗阻时呕吐呈溢出性;绞窄性肠梗阻呕吐物为血性或棕褐色液体。

3.腹胀

腹胀是较迟出现的症状,其程度与梗阻部位有关。高位肠梗阻由于呕吐频繁,腹胀较轻;低位肠梗阻腹胀明显;闭袢性肠梗阻腹胀多不对称;麻痹性肠梗阻则表现均匀性全腹胀;肠扭转时腹胀多不对称。

4.肛门停止排便排气

完全性肠梗阻时,患者排便排气现象消失,但高位肠梗阻早期,由于梗阻以下肠腔内仍积存了大便和气体,则仍有排便和排气现象,不能因此否定完全性梗阻的存在。同样,在绞窄性肠梗阻如肠扭转、肠套叠以及结肠癌所致的肠梗阻等都仍有血便或脓血便排出。

(二)体征

1.局部

局部体征包括:①视诊,机械性肠梗阻可见肠型和蠕动波。②触诊,单纯性肠梗阻可有轻度压痛但无腹膜刺激征;绞窄性肠梗阻有固定压痛和腹膜刺激征。③叩诊,绞窄性肠梗阻时,腹腔有渗液,移动性浊音可呈阳性。④听诊,机械性肠梗阻可有肠鸣音亢进,气过水音;麻痹性肠梗阻时,肠鸣音减弱或消失。

2.全身

肠梗阻初期,患者全身情况可无明显变化。梗阻晚期或绞窄性肠梗阻可出现唇干舌燥、眼窝凹陷、皮肤弹性消失、尿少或无尿等明显脱水体征,还可出现脉搏细速、血压下降、面色苍白、四肢发冷等中毒和休克现象。

三、治疗原则及要点

原则为解除梗阻、祛除病因。

(一)非手术治疗

非手术治疗适用于单纯性粘连性肠梗阻、麻痹性或痉挛性肠梗阻、蛔虫或粪块堵塞引起的肠梗阻等。给予禁水、胃肠减压、灌肠、纠正水电解质及酸碱平衡、抗感染和中毒治疗。

(二)手术治疗

1.手术指征

手术治疗适用于各种类型的绞窄性肠梗阻以及由肿瘤、先天性肠道畸形引起的肠梗阻、非手术治疗无效的患者。

2.手术方式

手术方式为行粘连松解术、肠扭转复位术、肠切除吻合术、造瘘术等。

四、护理评估

(一)术前评估

1.健康史

了解患者的一般情况。

2.身体状况

(1)局部:评估梗阻的程度、有无进行性加重,评估梗阻的类型。

(2)全身:评估生命指征的变化情况;有无脱水体征;有无水电解质失衡或休克的现象。

(3)辅助检查:X线检查对诊断肠梗阻有很大价值,一般在梗阻4~6小时后,腹部立位平片可见多个气液平面及胀大肠袢;空肠梗阻时,空肠黏膜环状皱襞可显示"鱼肋骨刺"状改变;回肠扩张的肠袢多,可见阶梯状的液平面;蛔虫堵塞可见肠腔内成团的蛔虫成虫体阴影;肠扭转时可见孤立、突出的胀大肠袢。

3.心理-社会状况

评估患者的心理情况,有无焦虑紧张或恐惧,是否了解围术期的相关知识;评估患者的家庭、社会支持情况。

(二)术后评估

1.术中情况

了解患者采取的麻醉、手术方式及术中输血、输液情况。

2.术后情况

评估患者的生命指征及切口情况;评估腹腔引流管是否通畅有效,引流液的颜色、性状和量;了解患者有无切口疼痛、腹胀、腹痛、恶心、呕吐等不适;评估术后有无肠粘连、腹腔内感染或肠瘘等并发症;评估切口愈合及术后康复情况。

五、护理措施

(一)术前护理

1.缓解疼痛与腹胀

(1)胃肠减压:有效的胃肠减压对单纯性肠梗阻和麻痹性肠梗阻可达到解除梗阻的目的。

(2)安置体位:低半卧位,减轻腹肌紧张,有利于患者的呼吸。

(3)应用解痉剂:确定无肠绞窄后,可用阿托品、山莨菪碱等抗胆碱类药物,以解除胃肠道平滑肌的痉挛,抑制胃肠道腺体的分泌,使患者腹痛得以缓解。

(4)按摩或针刺疗法。

2.维持体液与营养平衡

(1)补液:根据患者病情及实验室检查结果,确定补充液体量和种类。

(2)饮食与营养支持:梗阻时需要禁水,应给予肠外营养。若梗阻解除,患者开始排气、排便,腹痛消失 12 小时后,可进流质,如无不适,24 小时后可进半流质饮食,3 天后进软质饮食。

3.呕吐护理

呕吐时头偏向一侧,及时清除口腔内呕吐物,以免误吸引起吸入性肺炎或窒息。

4.严密观察病情变化

及早发现绞窄性肠梗阻,出现以下情况应警惕绞窄性肠梗阻的可能。

(1)腹痛发病急骤,发病初期即可表现持续性腹痛,或持续性疼痛伴阵发性加重。

(2)呕吐出现早、剧烈且频繁。

(3)腹胀不对称。

(4)出现腹膜刺激征,肠鸣音可不亢进或由亢进转为减弱或消失。

(5)呕吐物、胃肠减压液或肛门排出物为血性或腹腔穿刺抽出血性液体。

(6)体温升高、脉率增快、白细胞计数升高。

(7)病情进展迅速,早期出现休克。

(8)经非手术治疗症状未见明显改善。

(9)腹部 X 线片见孤立、突出胀大的肠袢,位置固定不变,或有假肿瘤状阴影;或肠间隙增宽,提示肠腔积液。

5.术前准备

慢性不完全性肠梗阻,需做肠切除手术者,除一般术前准备外,应按要求做肠道准备,急诊手术者,紧急做好备皮、配血、输液等术前准备。

(二)术后护理

1.体位

全麻术后患者平卧位;血压平稳后给予半卧位。

2.饮食

术后禁水,禁食期间给予静脉补液。待肠蠕动恢复,肛门排气后可进少量流质饮食,进食无不适,逐步过渡到半流质饮食。

3.术后并发症观察和护理

(1)肠梗阻:鼓励患者早期活动,如病情平稳,术后 24 小时即可床上活动,早期离床活动,以促进机体和肠道功能的恢复,防止肠粘连。一旦出现阵发性腹痛、腹胀、呕吐等,应积极采取非手术治疗措施,一般多可缓解。

(2)腹腔内感染及肠瘘:术后3～5天出现体温升高,切口红肿及剧痛应怀疑切口感染,若出现局部或弥漫性腹膜炎表现,腹腔引流管流出带粪臭味液体时,应警惕腹腔内感染及肠瘘的可能。遵医嘱进行积极的全身营养支持和抗感染治疗。

六、健康教育

(一)饮食指导

少食刺激性强的辛辣食物,宜进食高蛋白、高维生素、易消化吸收的食物。避免暴饮暴食,饭后忌剧烈活动。

(二)保持排便通畅

老年便秘者应注意通过调整饮食、腹部按摩等方式保持大便通畅,无效者可适当给予缓泻剂,避免用力排便。

(三)自我监测

指导患者自我监测病情,若出现腹痛、腹胀、呕吐、停止排气排便等不适,及时就诊。

第三节　急性阑尾炎

急性阑尾炎是最常见的外科急腹症之一,可在各个年龄阶段发病,多发生于20～30岁的青年人,男性发病率高于女性。

一、病因和发病机制

(一)阑尾管腔的阻塞

阑尾的管腔狭小而细长,远端封闭,呈一盲端,管腔发生阻塞是诱发急性阑尾炎的基础。正常情况下,阑尾腔的内容物来自盲肠,经阑尾壁的蠕动可以完全排出,管腔发生阻塞后,致使排空的能力受阻。导致阑尾管腔梗阻的原因如下。

1.淋巴滤泡的增生

阑尾黏膜下层有着丰富的淋巴组织,任何原因使这些组织肿胀,均可引起阑尾腔的狭窄。淋巴滤泡的增生约占60%,多见于青少年。

2.粪石阻塞

粪石阻塞约占35％,粪石是引起成年人急性阑尾炎的主要原因。粪石是阑尾腔内由大便、细菌及分泌物混合、浓缩而成,大多为一个,约黄豆大小。当较大的粪石嵌顿于阑尾的狭窄部位时,即可发生梗阻。

3.其他异物

其他异物约占4％,如食物中的残渣、寄生虫体和虫卵,均可引起阑尾腔阻塞。

4.阑尾本身

腹腔内先天性因素或炎症性粘连可使阑尾发生扭曲,引起阑尾腔阻塞。

5.盲肠和阑尾壁的改变

阑尾开口附近盲肠壁的炎症、肿瘤及阑尾本身息肉等均可导致阑尾腔的阻塞。

(二)细菌感染

阑尾腔内存在大量细菌,其侵入阑尾壁的方式如下。

1.直接侵入

细菌由阑尾黏膜面的溃疡直接侵入,并逐渐向阑尾壁各层发展,引起化脓性感染。

2.血源性感染

细菌经血液循环到达阑尾。

3.邻近感染的蔓延

阑尾周围脏器的急性炎症,直接蔓延波及阑尾,可继发性引起阑尾炎。致病菌多为肠道内的各种革兰氏阴性杆菌和厌氧菌。

(三)神经反射

各种原因的胃和肠道功能紊乱,均可反射性引起阑尾环形肌和阑尾动脉的痉挛性收缩。前者可加重阑尾腔的阻塞,使引流更为不畅,后者可导致阑尾的缺血、坏死,加速了急性阑尾炎的发生和发展。

(四)其他

阑尾先天畸形,如阑尾过长、过度扭曲、管腔细小、血运不佳等都是急性炎症的病因。

二、临床病理分型

(一)急性单纯性阑尾炎

急性单纯性阑尾炎属于轻型阑尾炎或病变早期,病变多只限于黏膜和黏膜下层,阑尾外观轻度肿胀,浆膜充血并失去正常光泽,附有少量纤维素性渗出。阑尾壁各层均有水肿和中性粒细胞浸润,黏膜表面有小溃疡和出血点。临床症状和体征均较轻。

(二)急性化脓性阑尾炎

急性化脓性阑尾炎亦称急性蜂窝织炎性阑尾炎,常由单纯性阑尾炎发展而来。阑尾显著肿胀、增粗,浆膜高度充血,表面覆以纤维素性(脓性)渗出物。阑尾黏膜溃疡面增大并深达肌层和浆膜层,管壁各层有小脓肿形成,腔内积脓。阑尾周围的腹腔内有稀薄脓液,形成局限性腹膜炎。临床症状和体征较重。

(三)穿孔性及坏疽性阑尾炎

穿孔性及坏疽性阑尾炎是一种重型的阑尾炎,阑尾管壁坏死或部分坏死,浆膜呈暗红色或黑紫色,阑尾腔内积脓,压力升高,阑尾壁血液循环障碍。穿孔的部位大多在血运较差的远端部分,如阑尾根部和尖端,也可在粪石直接压迫的局部,穿孔如未被包裹,感染继续扩散,引起急性弥漫性腹膜炎。

(四)阑尾周围脓肿

急性阑尾炎化脓、坏疽或穿孔时,大网膜和邻近的肠管将阑尾包裹并形成粘连,即形成炎性肿块或阑尾周围脓肿。

三、转归

(一)炎症消散

部分单纯性阑尾炎经非手术治疗可以使炎症消散,治愈,少数患者可遗留瘢痕,致使管壁增厚、管腔狭窄,成为再次发病的基础。化脓性阑尾炎部分患者经保守治疗后,可形成局限性脓肿,经吸收后痊愈。

(二)感染

局限性的化脓性阑尾炎和穿孔性阑尾炎,感染可局限于阑尾周围,或以局限性炎性肿块出现,或形成阑尾周围脓肿。大多数患者经治疗后可完全吸收,但也有患者脓肿逐渐增大,甚至可破溃,引起严重后果。

(三)感染扩散

急性阑尾炎在尚未被网膜包裹之前发生穿孔时,可引起弥漫性腹膜炎,形成腹腔内的残余脓肿如膈下脓肿,重者可危及生命。极少数患者细菌栓子可随血流进入门静脉引起炎症,进一步可在肝内形成脓肿,患者出现严重脓毒血症,伴有高热、黄疸、肝大等临床现象。

四、临床表现

(一)症状

1.腹痛

典型的腹痛发作始于上腹,逐渐移向脐部,数小时(6~8 小时)后转移并局限在右下腹。此过程的时间长短取决于病变发展的程度和阑尾位置。70%~80%的患者具有这种典型的转移性腹痛的特点。部分病例发病开始即出现右下腹痛。

(1)不同类型的阑尾炎腹痛特点:单纯性阑尾炎表现多为轻度隐痛;化脓性阑尾炎呈阵发性胀痛和剧痛;坏疽性阑尾炎呈持续剧烈腹痛;穿孔性阑尾炎因阑尾腔压力骤减,腹痛可暂时减轻,但出现腹膜炎后,腹痛又呈持续加剧并且范围扩大。

(2)不同位置的阑尾炎腹痛特点:盲肠后位阑尾炎疼痛在右侧腰部;盆位阑尾炎疼痛在耻骨上区;肝下区阑尾炎可引起右上腹痛;极少数左下腹部阑尾炎呈左下腹痛。

2.胃肠道症状

发病早期可能有厌食、恶心、呕吐。部分患者发生腹泻,如盆位阑尾炎时,炎症刺激直肠和膀胱,引起排便次数增多、里急后重等症状;弥漫性腹膜炎时可致麻痹性肠梗阻,表现为腹胀、排气排便减少。

3.全身症状

早期有乏力。炎症重时出现中毒症状,表现为心率增快,体温升高可达38 ℃左右;阑尾穿孔者体温会更高,可达 39~40 ℃;若发生门静脉炎者可出现寒战、高热和轻度黄疸;若阑尾化脓坏疽穿孔并腹腔广泛感染时,并发弥漫性腹膜炎,可同时出现血容量不足及败血症表现,甚至合并其他脏器功能障碍。

(二)体征

1.右下腹压痛

在发病早期腹痛尚未转移至右下腹时已出现固定压痛,是急性阑尾炎最常见的重要体征。压痛点通常位于麦氏点,可随阑尾位置的变异而改变,但压痛点始终在一个固定的位置上。其他常见的压痛部位有 Lanz 点(位于左右髂前上棘连线的右、中 1/3 交点上)、Morris 点(位于右髂前上棘与脐连线和腹直肌外缘交汇点)。压痛的程度与病变的程度相关,如老年人对压痛的反应较轻;炎症加重时,压痛范围随之扩大;阑尾穿孔时,疼痛和压痛波及全腹,但仍以阑尾所在位置的压痛最明显。

2.腹膜刺激征

包括腹肌紧张、压痛、反跳痛（Blumberg 征）和肠鸣音减弱或消失，为壁腹膜受炎症刺激出现的防御性反应，常提示阑尾炎症加重，有化脓、坏疽或穿孔等病理改变。腹膜炎范围扩大时可提示局部腹腔内有渗出或阑尾穿孔。小儿、老人、孕妇、肥胖、虚弱者或盲肠后位阑尾炎时，腹膜刺激征象可不明显。

3.右下腹包块

查体时若发现右下腹饱满，可扪及一压痛性肿块、边界不清、固定，可考虑阑尾炎性肿块或阑尾周围脓肿形成。

4.其他体征

(1)结肠充气试验（Rovsing 征）：患者仰卧位，用右手压迫左下腹，再用左手挤压近侧结肠，结肠内气体可传至盲肠和阑尾，引起右下腹疼痛者为阳性。

(2)腰大肌试验（Psoas 征）：患者左侧卧位，使右大腿后伸，引起右下腹疼痛者为阳性。说明阑尾位于腰大肌前方，盲肠后位或腹膜后位。

(3)闭孔内肌试验（Obturator 征）：患者仰卧位，使右髋和右大腿屈曲，然后被动向内旋转，引起右下腹疼痛者为阳性。提示阑尾靠近闭孔内肌。

(4)经肛门直肠指检：引起炎症阑尾所在位置压痛，压痛常在直肠右前方。当阑尾穿孔时直肠前壁压痛广泛；当形成阑尾周围脓肿时，可触及痛性包块。

五、辅助检查

(一)实验室检查

多数急性阑尾炎患者的白细胞计数和中性粒细胞比例增高。白细胞计数升高到$(10\sim20)\times10^9/L$，伴核左移。部分单纯性阑尾炎或老年患者白细胞检查可无明显升高。

(二)影像学检查

影像学检查如：①腹部 X 线片可见盲肠扩张和气液平面，偶尔可见钙化的肠石和异物影；②B 超检查有时可发现肿大的阑尾或脓肿；③螺旋 CT 扫描可获得与 B 超相似的结果，对阑尾周围脓肿更有帮助。这些特殊检查在急性阑尾炎诊断中不是必需的，在诊断不明确时可选择应用。

(三)腹腔镜检查

腹腔镜可以直接观察阑尾情况，对于难以鉴别诊断的阑尾炎，明确诊断具有决定性作用。一旦确诊可同时在腹腔镜下做阑尾切除术治疗。

六、治疗要点

绝大多数急性阑尾炎一旦确诊,应早期施行阑尾切除术。

(一)手术治疗

根据急性阑尾炎的临床类型选择不同的手术方法。

1.急性单纯性阑尾炎

行阑尾切除术,切口一期缝合。有条件时可采用腹腔镜阑尾切除术。

2.急性化脓性或坏疽性阑尾炎

急性化脓性或坏疽性阑尾炎行阑尾切除术。若腹腔局部渗出或脓液不多,用无菌纱布多次蘸净,不用盐水冲洗,以防炎症扩散。腹腔内有渗出液或积脓时,可用负压吸引器吸出脓液,清洗腹腔后关腹。注意保护切口,一期缝合,也可采用腹腔镜阑尾切除术。

3.穿孔性阑尾炎

穿孔性阑尾炎宜采用右下腹经腹直肌切口,切除阑尾,清除腹腔脓液或冲洗腹腔,根据情况放置腹腔引流。术中注意保护切口,冲洗切口,一期缝合。术后注意观察切口,有感染时及时引流,也可采用腹腔镜阑尾切除术。

4.阑尾周围脓肿

阑尾脓肿尚未破溃时可按急性化脓性阑尾炎处理。如阑尾穿孔已被包裹形成阑尾周围脓肿,病情稳定者可先行非手术治疗促进脓肿吸收消退,也可在超声引导下穿刺抽脓或置管引流;脓肿扩大无局限趋势者宜先行超声检查,确定切口部位后行手术切开引流。于3个月病情稳定后,行阑尾切除术。如阑尾显露方便,应切除阑尾,阑尾根部完整者施单纯结扎。阑尾根部坏疽穿孔者可行U字缝合关闭阑尾开口的盲肠壁。

(二)非手术治疗

非手术治疗仅适用于单纯性阑尾炎及急性阑尾炎的早期阶段,适当药物治疗可能恢复正常者;患者不接受手术治疗,全身情况差或客观条件不允许,或伴其他严重器质性疾病有手术禁忌证者。主要治疗措施包括选择有效的抗生素治疗和补液治疗,也可经肛门直肠内给予抗生素栓剂。

七、护理评估

(一)术前评估

1.健康史

(1)一般情况:了解患者年龄、性别,女性患者月经史、生育史;评估饮食习惯,如有无不洁饮食史、有无经常进食高脂肪、高糖、少纤维素食物等。

(2)现病史:有无腹痛,及其伴随症状。评估腹痛的特点、部位、程度、性质、疼痛持续的时间以及腹痛的诱因、有无缓解和加重的因素等。

(3)既往史:有无急性阑尾炎发作、胃十二指肠溃疡穿孔、右肾与右输尿管结石、急性胆囊炎、急性肠系膜淋巴结炎或妇科疾病史,有无手术治疗史、传染病史。对老年人还需了解是否有心血管、肺部等方面的疾病及有无糖尿病、肾功能不全的病史等。

2.身体状况

(1)局部:评估腹部压痛的部位,麦氏点有无固定压痛,有无腹膜刺激征;腰大肌试验、结肠充气试验、闭孔内肌试验的结果;直肠指诊有无直肠前壁触痛或触及肿块等。

(2)全身:有无乏力、发热、恶心、呕吐等症状;有无腹泻、里急后重等。新生儿及小儿需评估有无缺水和呼吸困难的表现;妊娠中后期急性阑尾炎患者可出现流产或早产征兆,注意观察其腹痛的性质有无改变,有无阴道流血。

(3)辅助检查:评估血白细胞计数和中性粒细胞比例;了解腹部立位 X 线检查提示是否盲肠扩张,B超或 CT 检查提示有无阑尾肿大或脓肿形成等。

3.心理-社会状况

了解患者及家属对急性腹痛及阑尾炎的认知、对手术的认知程度及心理承受能力;妊娠期患者及其家属对胎儿风险的认知、心理承受能力及其应对方式。

(二)术后评估

(1)评估患者的麻醉方式与手术方式。

(2)了解患者的术中情况、原发病变情况。

(3)手术切口情况:有留置引流管的患者,了解引流管放置的位置、是否通畅及其作用,评估引流液的颜色、性质、引流量等。评估切口愈合的情况,是否发生并发症等。

八、护理诊断

(1)疼痛与阑尾炎症刺激壁腹膜或手术创伤有关。

(2)体温过高与急性阑尾炎、感染有关。

(3)体液不足与呕吐、高热等致体液丢失过多有关。

(4)睡眠形态紊乱与术后创伤疼痛、环境改变有关。

(5)知识缺乏:缺乏急性阑尾炎疾病治疗和康复的知识。

（6）焦虑与手术、检查及手术预后不清有关。

（7）潜在并发症腹腔脓肿、感染性休克、化脓性门静脉炎、出血、切口感染、粘连性肠梗阻、阑尾残株炎、切口疝、慢性窦道及粪瘘等。

九、护理措施

（一）术前护理

1.病情观察

评估患者的意识状态,监测生命体征,定时测量体温、脉搏、呼吸和血压;加强巡视,观察患者的腹部症状和体征,尤其是注意腹痛的变化;在非手术治疗期间,出现右下腹痛加剧、发热、腹膜刺激征;白细胞计数和中性粒细胞比例上升,应及时通知医师,做好急诊手术的准备。

2.体位

协助患者安置舒适的体位,如半卧位或斜坡卧位,可放松腹肌,减轻腹部张力,缓解腹痛。

3.避免肠内压力增高

非手术治疗期间,予以禁食,甚至胃肠减压,同时给予肠外营养;禁服泻药及灌肠,以免肠蠕动加快,增高肠内压力,导致阑尾穿孔或炎症扩散。

4.控制感染

遵医嘱及时应用有效的抗生素;脓肿形成者可配合医师行脓肿穿刺抽液,根据脓液的药敏结果选用有效的抗生素。

5.疼痛

已明确诊断或已决定手术治疗的患者疼痛剧烈时可遵医嘱给予解痉或止痛药,以缓解疼痛。

6.心理护理

向患者有针对性地讲解急性阑尾炎的相关知识,根据患者的年龄、文化程度、社会角色、性别等条件确定讲解的方式及深度。通过针对性的讲解促进患者对急性阑尾炎及手术治疗的理解,减轻恐惧心理,增强患者与临床治疗的配合度。

7.并发症的观察和护理

（1）腹腔脓肿:是阑尾炎未经有效治疗的后果。以阑尾周围脓肿最常见,也可在盆腔、膈下或肠间隙等处形成脓肿。临床表现有麻痹性肠梗阻的腹胀症状、压痛性肿块和全身感染中毒症状。B超和CT扫描可协助定位。可采用超声引导下穿刺抽脓冲洗或置管引流,必要时手术切开引流。阑尾脓肿非手术疗法治愈后复发率较高,可在治愈后 3 个月左右行阑尾切除术。

(2)内、外瘘形成:阑尾周围脓肿未及时引流,脓肿向小肠或大肠内穿破,也可向膀胱、阴道或腹壁穿破,形成内瘘或外瘘,脓液可经瘘管排出。可采用 X 线钡剂检查或经外瘘置管造影协助了解瘘管走向,选择相应治疗方法。

(3)化脓性门静脉炎:少见。急性阑尾炎时阑尾静脉中的感染性血栓沿肠系膜上静脉至门静脉,导致化脓性门静脉炎症。表现为寒战、高热、肝大、剑突下压痛、轻度黄疸等,进一步加重可致感染性休克和脓毒血症,亦可发展为细菌性肝脓肿。一旦确诊,应采用大剂量抗生素治疗,同时行阑尾切除术。

(4)感染性休克:根据休克发展进程,可将感染性休克分为三期。①休克早期:患者有寒战、高热,神志清楚,烦躁、焦虑或神情紧张;血压正常或稍偏低,脉压小;脉搏细速,呼吸深而快;面色苍白,皮肤湿冷,唇指轻度发绀;尿量减少。革兰氏阳性菌感染所致的休克患者,初期可表现为暖休克(四肢温暖、皮肤干燥、肢端色泽稍红、手背静脉充盈、心率快、心音有力);有一定程度酸中毒;血压偏低,尿量减少。②休克中期:临床表现为患者烦躁不安或嗜睡、意识不清,脉搏细速,血压下降,收缩压低于 80 mmHg(10.7 kPa),或较基础血压下降 20%~30%,脉压小于 20 mmHg(2.7 kPa),心率增快,呼吸浅快;皮肤湿冷、发绀,表浅静脉萎陷,抽取的血液极易凝固;尿量减少,甚至无尿。③休克晚期:可出现弥散性血管内凝血(DIC)和多器官功能衰竭。一旦发生,立即组织抢救,严密监测患者生命体征变化,补充血容量,保持呼吸道通畅,做好基础护理。

8.急诊手术前准备

拟急诊手术者应紧急做好备皮、配血、输液、留置胃肠减压等术前准备。

(二)术后护理

1.密切监测病情变化

观察患者的意识,定时监测生命体征并准确记录;加强巡视,注意倾听患者的主诉,观察患者腹部体征的变化,发现异常及时通知医师并协助处理。

2.体位

根据麻醉的方式安置不同的体位,如全麻术后清醒或硬膜外麻醉平卧 6 小时后,血压、脉搏平稳者,改为半卧位,以降低腹壁张力,减轻切口疼痛,有利于呼吸和引流并可预防膈下脓肿形成。

3.引流管的护理

阑尾切除术后较少留置引流管,只有在局部有脓肿或阑尾残端包埋不理想及处理困难时采用,目的在于引流脓液,或有肠瘘形成,肠内容物可从引流管流出。一般在1周左右拔除。引流管留置过程中应妥善固定,防止扭曲、受压,保持通畅;经常从近端至远端挤压引流管,防止因血块或脓液而堵塞;观察并记录引流液的颜色、形状及量。

4.疼痛的护理

保持病室环境安静、舒适;评估患者疼痛的程度、性质,观察疼痛部位有无红、肿、热及血运障碍等,发现异常时告知医师并协助处理或遵医嘱应用止痛药物对症处理。

5.高热的护理

监测体温变化,卧床休息,减少机体消耗,及时补充水电解质,防止脱水,高热时遵医嘱给予物理降温或药物降温。

6.饮食

肠蠕动恢复前暂禁食,在此期间可予以静脉补液。肛门排气后,逐步恢复经口进食。

7.抗生素的应用

术后应用有效抗生素,控制感染,防止并发症的发生。

8.活动

鼓励患者术后早期在床上翻身、活动肢体,待麻醉反应消失后即下床活动,以促进肠蠕动恢复,减少肠粘连的发生。

9.术后心理护理

完成手术后,护理人员首先要向患者或其家属说明手术情况,与患者之间保持良好的沟通关系,通过交谈或了解患者关心以及重视的问题,确定有效的途径解决患者的心理问题。为避免长期的卧床引起心理问题以及帮助患者尽快康复,要对患者进行必要的行为干预。根据患者的年龄和术后情况,在建议静卧修养的同时,还要进行适宜的锻炼,协助其下床走动。指导患者戒烟戒酒,避免长期卧床、食用辛辣或高脂饮食,改变不良生活习惯,禁止剧烈活动,以利于手术切口的愈合。

10.并发症的处理

(1)出血:多因阑尾系膜的结扎线松脱而引起系膜血管出血。表现为腹痛、腹胀和失血性休克等症状。一旦发生出血表现,应立即输血、补液,紧急手术止血。

(2)切口感染:为阑尾切除术后最常见的并发症,多见于化脓或穿孔性急性阑尾炎。表现为术后2~3天体温升高,切口胀痛或跳痛,局部红肿、压痛,甚至出现波动感。处理原则:可先行穿刺抽出脓液,或于波动处拆除缝合线,排出脓液,放置引流,定期换药。

(3)粘连性肠梗阻:为阑尾切除术后较常见的并发症,与局部炎症重、手术损伤、切口异物、术后卧床等因素有关。可指导患者术后早期离床活动预防此并发症。不完全肠梗阻者行胃肠减压,以减轻腹胀,完全性肠梗阻者须手术治疗。

(4)阑尾残株炎:阑尾切除时残端保留过长超过 1 cm,或肠石残留,术后残株易复发炎症,表现为阑尾炎的症状。X 线钡剂灌肠造影检查可以明确诊断。症状较重时应再次手术切除阑尾残株。

(5)粪瘘:很少见。产生术后粪瘘的原因较多,有阑尾残端单纯结扎线脱落;盲肠原有结核、癌肿等病变;手术中因盲肠组织水肿脆弱等而损伤。临床表现类似阑尾周围脓肿。如非结核或肿瘤病变等,一般经非手术治疗粪瘘可闭合自愈。

十、健康教育

(一)社区卫生指导

指导健康人群改变不良的生活习惯,如改变高脂肪、高糖、低膳食纤维的饮食习惯,注意饮食卫生。积极治疗或控制消化性溃疡、慢性结肠炎疾病等。

(二)疾病知识指导

向患者提供阑尾炎治疗、护理知识。告知患者手术准备及术后康复方面的相关知识及配合要点。

(三)出院后自我监测

告知患者出院后,若出现腹痛、腹胀等不适,应及时就诊。阑尾周围脓肿未切除阑尾者,出院时告知患者 3 个月后再行阑尾切除术。

第四节　溃疡性结肠炎

溃疡性结肠炎(ulcerative colitis,UC)是一种病因不明的直肠和结肠慢性非特异性炎症性疾病。病变主要累及直肠和结肠的黏膜、黏膜下层,病变范围可分为仅累及直肠的溃疡性直肠炎、累及炎症位于脾曲远端的左半结肠炎和累及结肠脾曲近端的广泛结肠炎。临床表现为腹泻、黏液脓血便和腹痛,病情轻重不一,呈反复发作的慢性病程,常有肠外表现及全身症状,有恶变的可能。治疗目标是诱导并维持临床缓解及黏膜愈合,防止并发症,改善患者生活质量。

一、病因与发病机制

病因及发病机制至今尚不明确,有多种学说。目前比较一致的看法是本病与遗传和免疫因素有关,加上环境因素(如感染因素、精神心理因素、饮食药物因素)为其诱因。具有易感基因的人群在多种环境因素的共同作用下,肠道及机体免疫系统产生持续的、不可逆转的、过激的免疫应答,从而损伤消化道。在病理观察上可以发现,病变主要位于大肠,呈连续性、弥漫性分布。病变一般局限于黏膜和黏膜下层,少数重症者可累及肌层。病变早期肠黏膜呈弥漫性炎症反应,出现弥漫性充血及水肿,表面颗粒状、脆性增加、触之出血。以后在肠腺隐窝底部大量中性粒细胞聚集形成小的隐窝脓肿,若出现融合、破溃后,黏膜将出现浅小的溃疡,继而融合成不规则的大片溃疡。黏膜不断重复被破坏、修复形成炎性息肉、瘢痕,严重的还能使肠腔变性缩短、结肠袋消失、肠腔狭窄。少数患者可发生结肠癌变,且以程度较高的未分化型多见。

二、临床表现

溃疡性结肠炎患者多数起病缓慢而隐匿,少数急性起病,偶见急性或暴发性起病。病程长,呈慢性经过,常常表现为发作期和缓解期交替,少数患者症状可持续并逐级加重。

(一)肠道症状

1.腹泻和黏液脓血便

黏液脓血便是溃疡性结肠炎活动性的重要表现。排便次数和便血程度反映病情严重程度。轻者为每天 0~4 次便血,且无中毒症状;中度为每天 4~6 次便血,伴轻微中毒症状;重度为每天 6 次以上便血,且伴明显的中毒症状,如发热、心动过速、贫血、血沉增高等。粪质也与病情轻重有关,多数为糊状,重度可为脓血便或血便。

2.腹痛

轻者隐痛,活动期有轻或中度腹痛,表现为左下腹或下腹的阵痛,亦可以涉及全腹。有腹痛-便意-便后缓解的规律,常有里急后重及肛门下坠感。若并发中毒性巨结肠或腹膜炎,则有持续性剧烈腹痛等急腹症表现。

3.其他症状

其他症状可有腹胀、食欲缺乏、恶心、呕吐等。

(二)全身症状

中、重度溃疡性结肠炎患者可伴有低热或中度发热,或者存在并发症、急性暴发则出现高热,病程长者还有可能出现消瘦、贫血、衰弱、营养不良、低蛋白血症、水电解质紊乱等表现。

(三)肠外表现

部分患者可以在口腔黏膜、皮肤、关节、眼等部位出现肠外表现,包括口腔黏膜溃疡、结节性红斑、外周关节炎、坏疽性脓皮病、虹膜睫状体炎等。

(四)并发症

贫血为溃疡性结肠炎常见并发症,部分患者可出现肠息肉、肠腔狭窄、癌变等并发症,严重的并发症有中毒性巨结肠、肠穿孔、下消化道出血。

(五)体征

患者为慢性病容,轻型患者左下腹有轻压痛,部分患者可触及痉挛或肠壁增厚的乙状结肠或降结肠。重型和暴发型者可有明显腹胀、腹肌紧张、腹部压痛及反跳痛。

三、辅助检查

辅助检查主要有实验室检查、结肠镜检查、X线钡剂灌肠检查等。

(一)实验室检查

对于溃疡性结肠炎的诊断,目前缺乏有效的血清学或基因型标志物。主要行血常规、大便常规、粪培养以及粪便钙防卫蛋白、肝功能、电解质、C反应蛋白和血沉等检查。大便常规和粪培养应多次检查,粪便钙防卫蛋白是用来鉴别肠易激综合征与炎症性肠病的一项检测手段,也是炎症性肠病活动性的一项指标。C反应蛋白和血沉也是溃疡性结肠炎活动性和疗效评价的有效指标。其中粪便钙防卫蛋白检测价值优于C反应蛋白和血沉。

(二)结肠镜检查

结肠镜检查并活检是溃疡性结肠炎诊断的主要依据。镜下可见病变肠黏膜弥漫性充血、水肿,粗糙呈现颗粒状、血管纹理模糊不清、质脆易出血;甚至还可以在病变处看到弥漫性或多发性浅溃疡、假息肉形成、结肠袋变钝或消失。黏膜活检呈炎症性反应,隐窝脓肿形成,杯状细胞变小。

(三)X线钡剂灌肠检查

黏膜皱襞粗乱或有细颗粒变化,也可呈多发龛影或小的充盈缺损;结肠袋消失可呈管状;对重型或急性暴发型不做此检查,防止加重病情或诱发中毒性巨结肠。

四、治疗要点

该病的临床治疗以内科为主,包括药物治疗、营养治疗和心理治疗,目的是控制急性发作、维持缓解、减少复发、防治并发症;对于合并消化道大出血、肠穿孔、并发结肠癌等手术适应证则可进行外科手术治疗。

(一)一般治疗

(1)活动期应充分休息。即使是在缓解期,适度的休息也很必要。同时放松心情,减轻焦虑等不利于疾病治疗的情绪。

(2)合理饮食以清淡易消化食物为主,患者若有食物过敏或不耐受,应注意避免变应原刺激肠道。

(3)对于溃疡性结肠炎患者,营养治疗能够增加患者免疫力,改善营养状况,提高生活质量。故应评估患者营养状况,及时给予合理的营养治疗。病情进展加重期则应禁食,给予肠外营养支持。

(二)药物治疗

1.氨基水杨酸制剂

柳氮磺吡啶是治疗本病的常用药物,适用于轻型、中型或重型经糖皮质激素治疗已有缓解患者。用药方法:活动期 $4\sim6$ g/d,分 4 次口服,病情缓解后逐步减量至 2 g/d,分次口服,维持 $1\sim2$ 年。柳氮磺吡啶在结肠中被细菌分解成 5-氨基水杨酸和磺胺吡啶,5-氨基水杨酸是活性成分,可抑制自然杀伤细胞活性、抑制抗体、白三烯及前列腺素样物质生成及清除氧自由基等,但对磺胺过敏者慎用,长期服药可发生恶心、呕吐、药疹、药物热、白细胞计数减少等不良反应。治疗也可用其他氨基水杨酸制剂,如美沙拉秦、奥沙拉秦、巴柳氮钠等,5-氨基水杨酸亦有灌肠剂和栓剂,其中灌肠剂适用于病变局限于直肠、乙状结肠者,栓剂适用于病变局限于直肠者。

2.糖皮质激素

糖皮质激素适用于急性发作期,是中、重度溃疡性结肠炎诱导缓解的有效药物,但是不能用于疾病的维持治疗。口服和直肠联合给药效果优于单一给药方法。常用药物有泼尼松、琥珀氢化可的松、甲泼尼龙等,待病情稳定、缓解后逐步减量至停药,需注意停药反跳,减药期间可以使用氨基水杨酸制剂逐步接替激素治疗。

3.免疫抑制剂

免疫抑制剂适用于对糖皮质激素治疗效果不佳或者对皮质激素治疗依赖的慢性持续型病例,或缓解期溃疡性结肠炎的维持缓解治疗,以及术后预防复发。常用药物有硫唑嘌呤、巯嘌呤。

4.其他药物治疗

贫血是常见并发症之一,严重时需要补充铁剂纠正贫血;慢性炎症也会伴有

叶酸和维生素 B_{12} 缺乏,肠外营养时要给予补充;益生菌等微生态制剂具有调节菌群、平衡免疫及营养解毒等作用。常用的益生菌制剂主要有双歧杆菌活菌制剂(丽珠肠乐、回春生)、双歧杆菌三联活菌制剂(双歧三联活菌、金双歧)、枯草杆菌和粪球菌二联活菌制剂(美常安)等。对于一些由于肠蠕动过快、痉挛性腹痛的患者还可以使用一些解痉药,如匹维溴铵等。

(三)外科手术治疗

外科手术治疗适用于当患者并发大出血、肠穿孔、中毒性巨结肠、难以忍受的结肠外症状及癌变者;或病情慢性且持续、反复发作,经内科治疗效果不理想,严重影响生活质量的患者。

五、护理评估

(一)患者的健康史与相关因素

评估患者的家族史;首次出现症状的时间、以往检查、治疗经过及用药情况、有无药物过敏史;症状是逐渐加重还是持续存在,复发的时间及诱因;是否吸烟、饮酒以及吸烟、饮酒对排便次数的影响,询问患者饮食习惯及饮食过敏史、排泄形态、生活习惯、工作经历以及工作压力是否会造成不适症状,腹泻与腹痛对睡眠有无影响;本次发病时有无劳累、饮食失调、精神刺激等诱因。

(二)临床症状评估与观察

1.腹泻

腹泻发生的诱因、发生的时间、排便次数和量,粪便的性状、气味和颜色,病程长短,有无腹痛及疼痛的部位,有无里急后重、恶心、呕吐、发热、口渴、疲乏无力等伴随症状。

2.腹痛

腹痛的部位、性质和程度,腹痛与排便的关系,腹痛时有无缓解疼痛的方法,有无腹胀、食欲缺乏、恶心、呕吐等其他症状。

3.其他症状

观察患者的神志、生命体征、尿量、皮肤弹性、肛周皮肤状况,有无口渴、脱水、皮肤弹性减弱、乏力、心悸、水电解质及酸碱平衡失调的表现;评估患者的营养状况,有无消瘦、贫血的体征;腹部体征变化,腹部是否迅速胀满、有无压痛、肠鸣音消失,警惕中毒性巨结肠甚至肠穿孔的发生;有无皮疹、关节痛、虹膜睫状体炎等情况出现。

(三)辅助检查评估

1.血液检查

患者可有轻、中度贫血,C反应蛋白和血沉数值升高,重症患者会出现白细胞计数增高,血清清蛋白及钠、钾、氯含量降低等。

2.粪便检查

活动期会出现潜血及黏液脓血便,通过检测粪便的白细胞、寄生虫等能排除此次发病是否合并细菌及寄生虫感染,粪便钙防卫蛋白的检测结果可以直接反映炎症程度,指数较高提示病情活动。

3.纤维结肠镜检查

纤维结肠镜检查是最有价值的诊断方法,通过结肠黏膜活检,可明确病变的性质。

4.钡剂灌肠X线检查

钡剂灌肠X线检查为重要的诊断方法。

(四)心理-社会状况评估

评估患者的性格类型、心理承受能力;评估患者对疾病的认知以及疾病对患者生活方式和工作有无影响;评估患者家属及亲友的关爱程度与亲友及家庭成员之间的关系;患者的经济状况;有无抑郁、焦虑等不良情绪出现。

六、护理诊断

(1)腹泻与肠黏膜炎症刺激、肠蠕动增加、水钠吸收障碍、结肠运动功能失常有关。

(2)疼痛腹痛与肠黏膜炎症反应、溃疡有关。

(3)营养失调,低于机体需要量与长期腹泻、肠消化功能不良有关。

(4)焦虑与病情反复迁延、治疗效果不理想有关。

(5)知识缺乏:缺乏疾病治疗、护理及预防相关知识。

(6)有体液不足的危险与肠道炎症致长期频繁腹泻有关。

(7)潜在并发症为中毒性结肠扩张、直肠与结肠癌变、大出血、肠梗阻。

(8)肛周皮肤完整性受损与排便频繁及粪便刺激且肛周皮肤护理不当有关。

(9)活动无耐力与贫血、营养不良有关。

七、护理措施

(一)休息与环境

(1)为患者提供安静、清洁、通风良好、舒适的环境,房间温、湿度适宜,定时开窗通风,保持空气清新,做好手卫生及消毒隔离工作,避免医源性感染。

(2)避免过度劳累,劳逸结合:患者急性发作期或病情严重时需卧床休息,缓解期则适当休息选择合适的运动方式锻炼增强体质。长期卧床者,指导患者适度进行下肢主动、被动运动,防止微血栓引起下肢深静脉血栓形成。

(二)心理护理

(1)对于初次发病的患者,要向其讲解疾病的相关知识,如发病的诱因、治疗的药物、手段方法,心理状态、压力对疾病的影响,并对患者提出的问题进行答疑解惑,鼓励其学习解决问题的策略,使得患者能够以平和的心态面对疾病,自觉配合治疗。

(2)慢性疾病控制不佳、疾病反复、担心癌变常常会给患者带来一系列精神、经济压力,甚至出现焦虑抑郁等心理疾病。而心情抑郁、焦虑、压力大本身又是诱发疾病活动或反复的原因。与患者进行深入沟通,鼓励其讲解对疾病的体验,耐心倾听其抒发情感,适时开导。同时鼓励家属给予患者更多的关心和爱护,让患者体验到家庭的温暖和牵挂,增加自我存在的价值。

(3)及时观察患者的心理变化,及时指导患者求助心理医师。及时的心理疏导或者适当的药物干预有助于改善症状、提高生活治疗、阻断恶性循环。

(三)病情观察及护理

1.腹泻

观察患者大便的次数、性状、颜色、气味、时间、量,与饮食活动的关系;有无发热、腹痛,尤其是需要观察大便中的黏液、脓血变化;协助患者正确留取标本,及时送检验科行大便常规和细菌培养;指导患者多饮水。

2.腹痛

观察腹痛的性质、部位、程度、出现的时间、强度及发作频率,根据其需求给予适当的疼痛控制,如采取注意力转移法、积极的语言暗示法、深呼吸训练等措施减轻患者的症状。腹痛严重者可使用解痉剂,但一定掌握适应证及剂量,防止出现中毒性巨结肠。

3.密切观察患者生命体征变化

有无里急后重、恶心、呕吐、发热等伴随症状,有无口渴、疲乏无力、头晕、肌肉抽搐等表现,发现异常及时向医师汇报。发热患者按时监测体温,严重感染者遵医嘱应用抗生素,避免运用大量发汗的降温药。体温高于 38 ℃的患者在物理降温基础上,配合穴位按摩,取穴大椎及双侧曲池、合谷、外关,重按并左右旋转,每穴 2 分钟。

4.并发症的观察及护理

对于急性暴发性溃疡性结肠炎及急性重症患者应警惕中毒性巨结肠、结肠穿孔、下消化道出血等并发症的发生,尤其是在患者服用可待因、苯基哌啶以及阿托品等抗胆碱能药物后更要注意观察。需密切观察腹痛性质及腹部体征的变化。如果患者腹部很快膨隆,有压痛,肠鸣音减弱或消失。同时伴随高热及感染中毒症状,应立即汇报,遵医嘱安置胃肠减压,观察胃肠减压引流液颜色、量、性状,建立静脉通道,快速补充水电解质,积极完善术前准备,外科手术治疗。

(四)用药护理

本病是一种慢性复发性疾病,需长期药物维持治疗防止复发,但药物长期服用会出现皮疹、中性粒细胞计数减少、肝炎、骨髓抑制、免疫抑制和诱发特异性感染等并发症。

(1)向患者及家属讲解药物用法、作用、不良反应等相关知识。嘱患者饭后半小时服药,勿空腹服药,以免诱发或加重消化性溃疡,必要时遵医嘱给予保护胃黏膜的药物。

(2)指导患者严格遵守医嘱服用柳氮磺吡啶、糖皮质激素、免疫抑制剂等药物,不可擅自停药、减药,以防出现停药反跳现象加重病情或疾病复发。

(3)教会患者自我观察,识别药物的不良反应。观察用药期间有无如恶心、呕吐、食欲缺乏、皮疹、中性粒细胞计数减少等不良反应,指导患者定期监测白细胞、肝肾功能变化,定期门诊随诊出现症状立即复诊及时处理。

(4)口服中药护理:据患者的辨证分型,治则及药物的功效合理指导患者煎药及服药,通常中药汤剂宜温热饭后 30 分钟服用,每天 1 剂,每天 2 次,并密切观察服药前后腹痛、腹泻性质的改变情况。

(五)饮食护理

(1)对于腹泻腹痛严重的急性发作期患者应禁食或进流质饮食,通过静脉补充要素和高营养物质,以保证患者的身体需求,减少肠道的负荷,增加患者的抵抗力。病情缓解后逐步恢复正常饮食。对于贫血患者宜补充维生素 B_{12}、叶酸、输血,血清清蛋白过低者可输清蛋白或血浆。

(2)待病情稳定后指导患者食用易消化、少纤维素、高营养、低渣的食物。食物以既能满足机体代谢且不增加对肠道的刺激、利于吸收为原则。避免生、冷、硬、辛辣刺激、高纤维素食物,有过敏史的患者应减少过敏食物及损伤肠道药物的摄入。采用蒸、煮、炖,避免油炸的烹饪方法。

（六）肛周皮肤护理

患者由于频繁腹泻,肛周皮肤长期受到粪便以及擦拭等刺激,易造成肛周皮肤黏膜水肿甚至破溃。每次便后应该用柔软的一次性无纺布使用温水对肛周皮肤做轻柔的擦洗,避免用力搓擦。如果肛周皮肤已经发生红肿破溃,可以使用3M保护膜加肛周护肤粉保持局部清洁、干燥,或涂抹护臀膏等。

（七）外科围术期护理

（1）若患者出现急性手术指征,应协助患者做好相应的术前准备:协助完善相关术前检查:心电图、B超、出凝血实验等;协助患者更换清洁病员服;与手术室人员进行患者信息、药物核对后,送入手术室。

（2）术后病情观察及护理:术后严密监测生命体征;观察伤口有无渗血、渗液;观察腹部体征;妥善固定引流管,保持引流通畅,观察引流液的颜色、性状及量。

（3）术后疼痛:术后评估患者疼痛情况,遵医嘱给予镇痛药物,提供安静舒适的环境,采取适宜的体位;指导患者平稳呼吸,咳嗽时用手保护切口,以减轻疼痛。

（4）术后取平卧位,生命体征平稳后取半卧位以减轻腹部切口张力和疼痛,利于术后引流;术后鼓励患者多活动,尽早下床,避免肠粘连等并发症。

（5）患者若术中造口,在住院期间应教会患者及家属造口的清洁以及造口袋的更换技巧。

八、护理评价

经过治疗和护理,评价患者是否达到以下标准。

（1）保持情绪稳定,焦虑、忧郁心理减轻,主动配合治疗。

（2）大便次数减少或恢复正常排便,腹痛症状减轻或缓解,肛周皮肤无红肿、破溃。

（3）使用肠外营养治疗期间患者未发生并发症,能耐受长时间输注营养液,家属学会了观察肠内营养的并发症及处理,营养状况得到改善,体重、血清清蛋白等指标维持平衡。

（4）了解了溃疡性结肠炎的相关知识,能遵守良好的生活习惯,避免各种诱发与加重疾病的因素。理解定期复诊检查的重要性,发病时能及时就诊。

(5)能理解长期服药的重要性,了解药物的不良反应能够坚持长期安全的服用药物。

(6)能够及早发现或避免并发症的发生,能够理解手术的必要性,平静地接受手术,了解术前、术后相关知识,并能配合治疗及护理,未发生并发症。

九、健康教育

(一)疾病知识指导

向患者介绍疾病相关知识,帮助患者及家属认识并接受疾病,对溃疡性结肠炎有客观正确的认识,不惧怕疾病但需要重视并控制好疾病,做好疾病自我管理。

(二)教会患者一些自我管理的技巧

做好病历的整理,按时服药、定期检查,做好饮食日记,平衡饮食,劳逸结合、量力而行,记录自己每次发病的诱因、治疗经过等,总结自己的治疗方法和规律,找到适合自己的炎症性肠病专科医师。

(三)生活规律,劳逸结合

腹痛、腹泻严重时应卧床休息,减少体力消耗,但在疾病缓解期患者可以拥有正常的运动、工作、学习和生活。注意锻炼方式,避免剧烈运动,保证足够的休息。学会调整和释放压力,可以通过将病情告知周围的亲友同事以得到周围人的理解、支持和帮助。指导患者进行轻体力锻炼,如练太极拳、八段锦等以增强抵抗力。

(四)强调坚持长期用药的重要性

患者不能擅自停药、减药、漏药以及随意更换药物等,以免影响治疗效果,尤其是在疾病缓解期。指导患者把服药当成生活习惯,建议患者购买一个一周药盒,将药物分门别类放入其中,设置闹钟提醒自己每天在相同时间吃药。教会患者识别药物的不良反应,出现异常情况如疲乏、头痛、发热、手脚发麻、排尿不畅情况要及时就诊,以免耽误病情。

(五)指导患者正确留取检验标本

在患者留取大便潜血标本前,做好试验饮食指导,并教会其自我识别大便异常的表现,保证标本留取的及时性和有效性。

(六)辨证施膳指导

辨证施膳指导如:①大肠湿热证,推荐食用马齿苋粥、石榴皮水煎剂清热止泻;②脾虚湿蕴证,推荐食用山药莲子粥、薏苡仁粥健脾祛湿;③肝郁脾虚证,推荐陈皮茶、山楂乌梅茶、槟榔茶理气消胀;④阴血亏虚证,推荐当归乌鸡汤、大枣粥养阴补血。

(七)指导患者及家属学会自我灌肠

告知患者灌肠过程中如何保护直肠黏膜、出现意外如何处理,比如使用复方角莱酸酯软膏做润滑剂、有便意做深呼吸等,并教会患者灌肠后更换体位的方法。

(八)指导患者定期随访

在疾病活动期,建议患者每月随访1~2次,对于疾病处于稳定期的患者,一般3~6个月随访1次。内容一般包括血常规、肝肾功能、血沉、C反应蛋白、大便常规及潜血试验,必要时行粪钙防卫蛋白、内镜检查,以了解用药后的效果和不良反应,以及疾病恢复情况,及早发现癌变等并发症。

第五节　克罗恩病

克罗恩病(crohn disease,CD)过去又称为肉芽肿性肠炎、节段性肠炎或局限性肠炎,2002年中华医学会将克罗恩病的中文名称正式定名为克罗恩病。克罗恩病和溃疡性结肠炎统称为炎症性肠病,是一种病因不甚明确的胃肠道慢性炎性肉芽肿性疾病。本病在整个胃肠道的任何部位均可以发生,但是好发于末端回肠和右半结肠。常见临床表现是腹痛、腹泻及肠梗阻,部分患者以肛周病变为首发和主要表现,常伴有发热、营养障碍等全身表现以及眼、口腔黏膜、关节、皮肤、肝等肠外症状。其多起病于20岁左右的青少年,在50岁左右有第二个高发期,病程迁延、常有反复、不易根治。

一、病因与发病机制

克罗恩病病因不明,其发生于易感基因和环境因素密切相关,但不是遗传性疾病,而且环境因素在本病的发生中有非常重要的作用。其环境因素包括饮食、吸烟、药物、阑尾切除病史、环境污染、精神心理异常等,是具有易感基因的人群对不良环境因素产生过激的免疫应答,从而导致以累及消化道为主的慢性炎症性损伤。

克罗恩病病变累及以回肠末段多见,可累及小肠、结肠,病变局限者较少见,可局限于肠管水肿突出表面呈铺路卵石状;肠壁增厚,肉芽肿形成,使得肠腔变窄;受累肠段因浆膜有纤维素性渗出有与邻近肠段、其他器官或腹壁粘连的风险;严重者病变肠祥间及与周围组织、器官粘连或因溃疡穿透而形成内瘘、外瘘。

二、临床表现

克罗恩临床表现多种多样,千变万化。多数患者起病隐匿、缓减,起初症状不明显,从发病至确诊需数月或数年时间;少数患者起病急骤,易误诊为急性阑尾炎、肠梗阻等。其病程长短不一,活动期与缓解期交替,有终身复发倾向。随着炎症病变的进展,最终导致肠管纤维化,肠腔狭窄、梗阻,穿透肠壁形成瘘管或侵入附近脏器、组织。

(一)消化道表现

1.腹痛

腹痛为最常见症状,常常发生在右下腹或脐周,多为间歇性、痉挛性阵痛,伴腹鸣,常有进餐加重后,排便或排气后缓解。若出现持续性腹痛和明显压痛,提示炎症波及腹膜或腹腔内脓肿形成。

2.腹泻

约80%的病例有腹泻,主要由病变肠段炎症渗出、蠕动增加及继发吸收不良引起。炎症侵入肠黏膜致破损、大便潜血试验阳性,常常有恶臭,但粪便多为糊状,一般无肉眼脓血便。

3.腹部包块

腹部包块多位于右下腹或脐周,由肠粘连、肠壁增厚、肠系膜淋巴结肿大、内瘘或局部脓肿形成导致。腹部包块固定则提示有粘连;可在患者右下腹与脐周扣及包块,若腹部肿胀固定则提示有粘连。

4.瘘管形成

克罗恩病的瘘管因透壁性炎性病变穿透肠壁全层至肠外组织或器官而形成瘘管是克罗恩病的临床特征之一,可作为与溃疡性结肠炎的鉴别依据。

5.肛门周围病变

肛门周围病变可见肛门直肠周围瘘管、脓肿形成及肛裂等病变,多见于直肠和邻近结肠受累者。肛门周围病变可作为本病的首发或主要的表现。

(二)肠外表现

克罗恩病可有全身多个系统损害,因而伴有一系列肠外表现。①某些肠外表现与克罗恩病活动性相关,包括非轴性关节炎、结节性红斑、口腔阿弗他溃疡、巩膜外层炎。②其他一些肠外表现与克罗恩病活动性无关,包括葡萄膜炎、轴性关节病和慢性肝炎等。

(三)全身症状

多数患者有发热和营养障碍方面的全身症状。发热主要与肠道炎症活动、继发感染有关,有间歇性的低热或中度热,少数急性期的病例和并发急性穿孔者可出现高热;由于长时期的腹痛、腹泻、肠道功能减退,患者可有营养不良表现,如消瘦、贫血、低蛋白血症等,儿童可有发育迟缓等。

三、辅助检查

(一)实验室检查

血常规、粪便常规、血生化、炎症指标等患者常有贫血症状、血清清蛋白降低,活动期可有白细胞计数增高、红细胞沉降率加快、大便潜血试验阳性等。

(二)影像检查

胃肠钡剂造影必要时配合钡剂灌肠。肠道可见黏膜壁粗乱、纵行性溃疡或裂沟、鹅卵石征、假息肉、多发性狭窄、瘘管形成等 X 线征象,病变呈节段性分布,对于病变肠段激惹钡剂很快通过可观察到钡餐通过时跳跃征、线样征等。腹部超声、CT、MRI 可显示肠壁增厚、腹腔或盆腔脓肿、包块等。

(三)结肠镜检查

活动期克罗恩病内镜下最具特征的表现包括黏膜充血、水肿、糜烂、沟槽样纵行溃疡、鹅卵石样改变、炎性息肉及肠腔狭窄、回肠末端受侵等,病变多呈节段性、非对称性分布,肠道狭窄也是常见的内镜表现。缓解期克罗恩病内镜下可见肠道黏膜完全正常、炎性息肉或瘢痕形成。

四、治疗要点

克罗恩病治疗目标与溃疡性结肠炎相同,为诱导并维持临床缓解及黏膜愈合,防止并发症,改善患者生活质量。本病以内科治疗为主。治疗目的在于控制病情,缓解症状,减少复发,防止并发症。

(一)一般治疗

所有克罗恩病患者必须戒烟,并注意包括合理饮食、对症处理、适度休息、纠正贫血以及心理治疗的综合应用。评估患者的营养状况并及时给予合理的营养治疗是克罗恩诊断和治疗的重要内容之一。给予患者富含维生素、微量元素的高营养低渣饮食补充营养,对重症患者均应采用营养支持治疗,可酌情给予要素饮食或全胃肠外营养,以帮助诱导缓解。

(二)药物治疗

1.糖皮质激素

糖皮质激素为控制病情活动最有效的药物,治疗时初始剂量要足,如泼尼松30~40 mg/d(重症患者甚至可达 60 mg/d),病情缓解后每周递减 5 mg 直至停药,并以氨基水杨酸制剂维持治疗。

2.氨基水杨酸制剂

柳氮磺吡啶可以控制轻、中型患者病情,但主要适用于病变局限在结肠的患者;美沙拉秦对病变在回肠和结肠者均有效,并且可以作为缓解期的维持治疗用药。

3.免疫抑制剂

对糖皮质激素治疗效果不佳或对糖皮质激素依赖的慢性活动病例可以选择硫唑嘌呤、硫嘌呤,之后再逐步减少糖皮质激素用量,直至停药,但是需要注意监测患者有无白细胞计数减少等骨髓抑制用药不良反应。

4.抗生素

合并感染者也可规范使用抗生素。某些抗生素如甲硝唑、喹诺酮类药物对本病有一定疗效。

5.生物制剂

克罗恩病是一种不能自限的过激免疫应答损伤肠道的疾病,炎症性细胞因子和化学因子在克罗恩病的发生发展中起关键作用。对肠道炎症机制的深入理解促进了一系列制剂的研制。这些"生物制剂"可特异性的阻断促炎因子或产生大量抗感染因子,从而对克罗恩病起到治疗作用,如使用英夫利昔单抗治疗中、重度克罗恩病等。

6.益生菌

益生菌用于克罗恩病患者的辅助治疗,也可用于调节肠道菌群及促进消化。

(三)手术治疗

手术治疗主要针对有经内科治疗无效的完全性肠梗阻,内科治疗失败无法闭合的瘘管与脓肿,急性穿孔、不能控制的大量出血的患者可以将病变肠段切除,但术后仍有复发风险。

五、护理评估

(一)患者的健康史与相关因素

评估患者的家族史,首次发病年龄,以往检查、治疗经过及用药情况、有无药物过敏;是否吸烟、饮酒以及吸烟、饮酒对排便次数的影响,询问患者饮食习惯及饮食过敏史、排泄形态、生活习惯、工作经历以及工作压力是否会造成不适症状,腹泻与腹痛对睡眠有无影响;本次发病时有无劳累、饮食失调、精神刺激等诱因。

(二)临床症状评估与观察

1.腹痛

腹痛的部位、性质和程度;引起腹痛的原因,腹痛持续时间与饮食、排便、排气的关系;腹痛发作时有无缓解疼痛的方法。有无腹胀、食欲缺乏、恶心、呕吐等其他症状。

2.排便

大便的性状、颜色、气味、次数、量及粪便中有无脓血、黏液,腹泻持续的时间与饮食腹痛的关系,腹泻发生的诱因、发生的时间是否伴有里急后重肛门坠胀等不适表现。排便是否费力,有无里急后重、恶心、呕吐、发热、口渴、疲乏无力等伴随症状。

3.肛周和腹部包块

评估患者腹部有无包块,包块的位置以及包块是否固定不变,有无通向肠管、肠系膜、膀胱、输尿管的内瘘以及通向腹壁和肛周皮肤的外瘘。肛周皮肤有无红肿、压痛、肿胀部位有无波动感,肛周外口有无反复流脓及皮肤有无破溃,肛门是否狭窄。

4.其他症状

观察患者的神志、生命体征、尿量、皮肤弹性,有无口渴、皮肤弹性减弱、心悸、血压下降等水电解质及酸碱平衡失调,以及有无消瘦、贫血、低蛋白血症和维生素缺乏等营养障碍表现,青春期前患者有无生长发育迟滞的表现。是否出现口腔黏膜溃疡、关节炎、皮肤结节性红斑和虹膜睫状体炎等其他肠外表现。有无肠梗阻、腹腔脓肿、肠穿孔等并发症出现。

(三)辅助检查评估

1.血液检查

贫血常见且与疾病严重程度平行,活动期血沉加快、C反应蛋白升高,活动期白细胞计数轻度升高,但合并感染则明显升高。大便潜血试验呈阳性。

2.X线钡餐检查

对于肠腔狭窄无法进行结肠镜检查者可以帮助明确肠道病变性质、部位及范围。典型的克罗恩病钡餐影像为肠管节段性狭窄及黏膜皱襞消失,肠道铅管样改变、跳跃征、铺路石样改变等,合并肠内瘘时可有星芒征等改变。

3.CT 及 MRI 检查

小肠 CT 和小肠 MRI 可反映肠壁的炎症改变、病变分布的部位及范围、狭窄的存在及其可能的性质等。

4.内镜检查

在各项辅助检查中,内镜检查是明确诊断以及监测治疗效果和了解复发的最重要手段,其典型表现是肠管节段性受累、铺路石样改变、肠黏膜溃疡、充血水肿和脓苔等改变,如果是手术后病情复发,常表现为肠吻合口溃疡。

(四)心理-社会状况评估

评估患者的性格类型、心理承受能力;评估患者对疾病的认知以及疾病对患者生活方式和工作有无影响;评估患者家属及亲友的关爱程度与亲友及家庭成员之间的关系;患者的经济状况;有无抑郁、焦虑等不良情绪出现。

六、护理诊断

(1)腹痛与肠内容物通过炎症狭窄肠段而引起局部肠痉挛有关。

(2)疼痛与肛周病变及手术有关。

(3)腹泻与病变肠段炎症渗出,蠕动增加及继发性吸收不良有关。

(4)营养失调,低于机体需要量:与慢性腹泻、消耗增加、消化吸收功能不良有关。

(5)焦虑与病情反复、迁延不愈及担心费用、并发症有关。

(6)知识缺乏与缺乏疾病治疗、护理及预防相关知识有关。

(7)体温过高与肠道炎症活动及全身感染有关。

(8)肛周皮肤完整性受损与肛周皮肤瘙痒、肛周皮肤护理不当有关。

(9)潜在并发症为肠梗阻、腹腔内脓肿、吸收不良综合征、肠瘘。

七、护理措施

(一)心理护理

(1)目前对克罗恩病仍无根治方法,其处理主要以非手术治疗为主,发生并发症时需采用外科治疗。这种处理虽然可以使多数患者获得临床症状缓解,有较好的生活质量,但是因其复发率高,甚或是终生的,即使是手术切除病变肠段者也难幸免,以至于患者对治疗产生怀疑和不信任,特别是重症的患者,不愿与人交流,甚至产生轻生的念头,这些均会影响治疗和降低生活质量,不利于机体的康复。心理护理非常重要。针对患者产生的不良情绪,心理安慰的同时还可以适当地进行疏导,鼓励患者发泄焦虑、恐惧等情绪,指导其保持乐观积极的心态与疾病长期抗战的信心以配合治疗。

（2）在平日的工作和生活中要学会控制和释放压力，告知患者尽管精神压力本身不会引起克罗恩病，但是它却会加重症状，还可能诱导疾病的发作。

（3）了解家属的想法，改变家属的消极情绪，正确对待疾病。指导家属在治疗和护理上密切配合、关心体贴患者。必要时需求心理医师的帮助。

（二）休息与环境

（1）克罗恩病是一种慢性疾病且多累及小肠，往往合并有严重的营养不良，患者的体力和精神都较差，因此，患者要养成良好的生活习惯，早睡早起避免过度劳累，劳逸结合，配合治疗使得疾病保持在缓解期。急性发作期时尽量卧床休息，以减少机体能量的消耗，促进康复。

（2）尽量为患者提供安静的休养环境，温度适宜，空气流通，注意通风和换气，减少探视，保证患者的睡眠时间。激素和免疫抑制剂可加重感染、溃疡、低钾、高血压和糖尿病等，指导患者注意个人卫生，防止交叉感染。

（三）对症护理

（1）腹痛：腹痛为该病的主要症状，观察患者疼痛出现时间、持续强度以及发作频率变化，注意观察是否是梗阻、穿孔等并发症所致的疼痛，在疼痛原因未明确诊断前，不能随意使用任何镇痛药，以免掩盖病情。评估患者疼痛程度，协助采取舒适体位，采取分散注意力、音乐疗法、指导想象等方法帮助患者减轻痛觉，必要时，应用解痉剂，剂量宜小，避免引起中毒性结肠扩张。

（2）观察患者大便的量、色、性状及有无肉眼脓血和黏液，是否有里急后重等症状。对频繁腹泻的患者连续便血和腹泻时要特别注意预防感染，便后温水坐浴或肛门热敷，改善局部循环，并局部涂擦软膏。及时补充水分，维持水电解质平衡。对排便困难的患者应观察肛门是否狭窄。

（3）腹胀：严重者给予胃肠减压，以减轻胃肠道内的压力，改善胃肠壁血液循环，促进胃肠功能恢复。

（4）观察患者生命体征变化，尤其是体温变化。发热与肠道炎症活动及继发感染有关。遵医嘱应用物理或药物降温。退热过程中，及时更换衣服、被褥，增加患者的舒适感。物理降温欠佳时，按医嘱给予退热药物，使体温控制在 38 ℃左右，减轻高热给机体造成的消耗。

（四）药物护理

（1）向患者家属讲解药物作用、用法、不良反应等相关知识。

（2）指导患者严格遵医嘱服用皮质激素、氨基水杨酸制剂，不要擅自停药、减药,以防出现停药反跳现象加重病情。

(3)密切观察患者用药期间有无恶心、呕吐、食欲缺乏、皮疹、中性粒细胞计数减少等不良反应出现,糖皮质激素与免疫抑制剂能诱发加重感染与溃疡、低血钾、骨质疏松、高血压与糖尿病,指导患者注意个人卫生,定期复查血常规及肝肾功能,平时锻炼时注意运动方式,观察消化道出血倾向。出现症状应通知医师及时处理。

(4)免疫抑制剂的护理:巯嘌呤和硫唑嘌呤有严重的不良反应,为白细胞计数减少等骨髓抑制表现,用药时患者需定期监测白细胞等血常规指标。

(5)生物制剂的护理:英夫利西单抗具有起效快、黏膜修复快、不良反应少等优点,但价格昂贵。首先应协助患者做完善的检查排除活动性感染、潜伏性结核病、中重度充血性心力衰竭、恶性肿瘤疾病。由于英夫利西单抗冻干粉需在2~8℃低温避光干燥保存,药品必须现配现用,必须在配好后3小时内使用,以减少污染,保证患者的用药安全。在使用的过程中严格控制药物输注速度,输液时间不得少于2小时。在输液过程中除了常规观察穿刺处有无红肿、输液渗漏外,还应观察患者有无出现发热、寒战、瘙痒、荨麻疹、胸痛、低血压、高血压或呼吸困难和喉头水肿等药物变态反应,变态反应可在不同的时间内发生,多数出现在输液过程中或输液结束后2小时内。

(6)中药护理:口服中药指导服用方法观察药效。中药保留灌肠时插管动作轻柔,尤其是对合并肛门狭窄的患者不可动作粗暴,以免出血,可以使用保护局部黏膜的膏剂做润滑剂,保护黏膜。灌肠后根据炎症部位变换体位。

(五)营养支持护理

营养不良是克罗恩病较为明显的并发症,可导致营养摄入不足、吸收障碍。要评估者营养状况,监测血电解质及血清蛋白变化,观察患者有无皮肤黏膜干燥、弹性差、尿少等脱水表现。

(1)全胃肠外营养的护理:配制应在无菌层流室内进行,由专人负责,严格无菌技术操作,现用现配,配好的药液应在24小时内输注完毕。做好中心静脉置管的护理,预防感染等并发症。

(2)肠内营养的护理:现配现用,配好的营养液放置在4℃的冰箱里24小时内用完。妥善固定肠内营养导管,输注管道需用彩色标示标注清楚,以防发生输注途径的错误。预防误吸,输注前先确定位置,控制输注浓度、剂量、速度、温度。应遵循"浓度由低到高、剂量由少到多、速度由慢到快"的原则,输注过程中及时冲洗,输注管道每天更换1次。经导管给药时将药物充分碾碎溶解注入,再用温开水进行冲管;因病情需要暂停输注营养液时,要将管内营养液冲洗干净后待用。

(3)纠正贫血、低蛋白血症等,贫血宜补充维生素 B_{12}、叶酸或输血。低蛋白血症可输清蛋白或血浆。

(六)饮食护理

(1)克罗恩病迄今仍缺乏有效的药物治疗方法,因此对于其饮食的指导就显得尤为重要。应指导患者进食易消化、高营养、低渣食物,尽量减少对肠道的刺激,以免加重腹泻。

(2)在疾病发作期根据腹泻、腹痛的程度选择流质、半流质饮食,减轻肠道负担。通过肠外、肠内营养来增加能量和蛋白质的摄入,满足机体需要。避免酒、糖果、含咖啡因等会增加腹胀、腹泻的食物,少量多餐,多饮水。为减轻肠道负担,在补充营养时,应循序渐进,少吃多餐,不可操之过急。

(3)在疾病缓解期指导患者记录饮食日记,根据患者的食物不耐受通过平衡饮食来维持甚至增加体重,对于肠道狭窄的患者需低渣、低纤维素饮食,避免坚硬食物如全豌豆、全玉米等,以免加重腹痛,甚至导致肠梗阻。虽然大部分水果和蔬菜纤维素含量高,但是指导患者可以通过改变烹调方式来解决,如蔬菜去除皮、籽、茎切碎煮熟后食用,也可以榨汁或做成果泥、菜泥等。烹调方式以蒸、煮、焖、炖为主,避免油炸、爆炒。

(七)并发症的护理

1.完全性肠梗阻

由于纤维性狭窄的形成,或急性炎症水肿患者会出现腹痛、腹胀进行性加重等肠梗阻表现,应立即遵医嘱禁食、补液、胃肠减压。如果保守治疗无效,或者患者梗阻症状继续加重,则应尽快协助患者手术解除梗阻。

2.瘘管形成

瘘是克罗恩病的临床特征之一,病变侵及肌层及浆膜层如进一步发展,与另一小肠肠段、结肠或邻近的内脏粘连穿透则形成内瘘,如瘘管通向膀胱、阴道,则尿道及阴道中排出肠内容物。瘘管可向外延伸至皮肤,称为外瘘,往往发生于术后吻合口,也可能发生于无手术患者,常在肛门周围出现。要注意观察患者有无低热、腹痛、阴道内是否排出粪便等内瘘表现,或肛周局部出现硬块或异常分泌物。要根据患者瘘管位置、开口方向、渗液多少选择适合的敷料进行局部伤口换药并配合全身抗感染治疗,保持瘘口清洁,瘘管引流通畅。可在瘘口处接造瘘袋,每天用生理盐水冲洗造瘘袋1次,观察瘘口液颜色、量、性质,及时向医师汇报,使用造口护肤粉保护瘘口周围皮肤。协助将患者的心理状态、营养状况调整到最佳,择期进行手术清创、修补以尽量减少术后并发症。

(八)肛周疾病护理

有很多克罗恩病患者会合并肛周疾病,包括肛瘘、肛裂、肛窦炎、肛周脓肿、肛门直肠狭窄等。如何对肛周疾病进行护理很重要。

(1)向患者解释克罗恩病易合并肛周疾病的原因,消除其思想顾虑,告知患者内裤沾染上的分泌物干燥后结成硬壳,活动时会刺激肛周皮肤造成新的损伤。因此要穿棉质内裤,勤更换、勤清洗,切勿因麻烦穿一次性化纤内裤。

(2)肛瘘是克罗恩病常见的肛周并发症,以肛门周围硬结、局部反复破溃流脓、疼痛、潮湿、瘙痒为主要表现,肛门周围经常会出现大小、形状、性质各异的皮赘,与痔疮相似。对于克罗恩病合并的肛周疾病告知患者选择手术应慎重,必须告知肛肠科医师病史并协同炎症性肠病专科医师根据肛周病变的严重程度、肛门括约肌功能、控便情况、伴随的直肠炎症、瘘管的数目及复杂情况,共同评估后决定手术方案,以免术后创面难以愈合。

(3)克罗恩病肛瘘急性期肿痛明显的患者,可以根据患者臀部红肿范围指导患者使用具有托毒外出、消肿止痛功效的中药如乌蔹莓膏外敷,注意敷药要均匀、厚薄适中,利用纱布覆盖胶带固定。对于术后创面久不敛口、久不生肌者换药时可以搔刮创面坏死组织,用无菌生理盐水棉球擦洗干净,使用具有清热解毒、祛腐生肌功效的药粉,如复方珠黄散均匀敷于伤口处,以促进创面愈合。

(4)对于暂时不适合接受外科手术创伤者,如克罗恩病肠道炎症活动期或以往进行过手术术后创口经久不愈且瘘管狭小者,也可使用中医脱管疗法为其换药护理控制症状,在放置药捻子或纱条时要根据瘘口、创面大小、深浅,选择适当的放置部位,根据瘘管发展时期给予不同的药物,瘘管内感染灶坏死严重多用拔脓祛腐药物。分泌物消失,腐肉大部分或完全脱落时根据瘘管情况使用生肌长肉药物,以加速肉芽组织的生长,至瘘管愈合。

(5)保持肛周清洁,指导患者及时清除分泌物,用柔软的毛巾温水浸湿后轻柔擦去粪便及污物,勿过于频繁的清洗,以免造成局部皮损。每次便后指导患者使用中药熏洗坐浴。让药物直接作用于肛周病变创面,通过药力和热力的作用,温通局部气血经络,使肛门局部血管扩张,舒缓肛门括约肌,有效预防感染,从而达到清热燥湿、行气活血、消肿止痛、收敛生肌之功。将 250 mL 中药兑入热水至 3000 mL,温度约 50 ℃,蒸汽熏蒸患处,待汤药温度适中后再坐浴其中,坐浴结束后擦干。熏洗时间 15～20 分钟,2 次/天。药物可以选择消肿洗剂也可用三黄洗液、苦参汤、五倍子汤、止痛如神汤等。

（6）对于克罗恩病合并肛周疾病伴有肛门失禁的患者,必须进行失禁性皮炎的评估,根据评估结果采取相应的护理措施。

（九）围术期护理

对于择期手术患者在手术前应协助将患者的心理状态、营养状况调整到最佳,以尽量减少术后并发症。

（1）术前准备:患者多急诊手术,协助完善各项术前必要的检查更换清洁病员服。

（2）术后严密监测生命体征,观察伤口敷料外观有无渗血、渗液,观察腹部体征,及早发现并发症。

（3）评估患者疼痛程度、性质,提供安静舒适的环境,协助安置适宜的体位,指导患者深呼吸,咳嗽时用手保护切口,必要时遵医嘱给予镇痛药物。

（4）术后平卧位,生命体征平稳后取半卧位以减轻腹部切口和疼痛,利于术后引流,鼓励患者尽早下床活动,避免肠粘连等并发症。

（5）禁食和胃肠减压胃管期间,注意保持口腔清洁,每天记录胃肠减压引流液颜色、量、性状,监测患者酸碱、电解质平衡变化。

（6）妥善固定腹腔引流管、尿管,观察引流液的颜色、性状,记录每天引流量;保持引流管通畅,有出血情况及时通知医师。

（7）患者通气后指导患者进少量水,第2天后进全流质饮食,若进食后无腹痛、腹胀不适,可于第4天进半流质饮食逐步过渡到软质饮食。少食多餐,可每天5～6餐,忌生冷、辛辣食物。

八、护理评价

经过治疗和护理,评价患者是否达到以下标准。

（1）保持情绪稳定,焦虑忧郁心理减轻,能够理解和讨论疾病及治疗的选择,主动配合治疗。

（2）腹痛症状减轻或缓解,大便次数减少或恢复正常排便,肛周不适减轻或消失,肛周皮肤无红肿、破溃。

（3）使用肠外营养治疗期间患者未发生并发症,能耐受长时间输注营养液,家属学会了观察肠内营养的并发症及处理,保证营养素的摄入,患者的营养状况获改善,体重、血清蛋白等指标维持平衡。

（4）了解了克罗恩病的相关知识,能遵守良好的生活习惯,避免各种诱发与加重疾病的因素。理解定期复诊检查的重要性,发病时能及时就诊。

(5)能理解长期服药的重要性,了解药物的不良反应能够坚持长期安全的服用药物。

(6)使用生物制剂治疗期间能及时处理不良反应,安全使用未合并感染。

(7)能够及早发现或避免并发症的发生,能够使患者理解手术的必要性平静地接受手术,了解术前、术后相关知识,并能配合治疗及护理,防止发生并发症。

九、健康教育

(1)要控制好克罗恩病,最重要的是要做好自身管理,找到适合自己的炎症性肠病专科医师。告知患者克罗恩病的相关知识,认识并接受疾病,在平日生活中仔细观察自身疾病的变化,一旦有病情发生改变,通过门诊复诊或者网络及时与医师沟通联系,反馈病情变化,控制疾病的发展。

(2)教会患者一些自我管理的技巧,如做好病历的整理、按时服药、定期检查、做好饮食日记平衡饮食,劳逸结合、量力而行,记录自己每次发病的诱因治疗经过等总结自己的治疗方法和规律。

(3)生活规律,劳逸结合:腹痛、腹泻严重应卧床休息,减少体力消耗,疾病缓解期选择适合的运动方式增强体质。戒烟,避免熬夜疲劳等不良生活习惯;预防肠道感染。

(4)避免情绪激动,保持良好精神状态:告知患者尽管精神压力本身不会引起克罗恩病,但会诱发或加重疾病,必须学会放松自我,寻找亲朋好友的支持来改善自己的情绪,必要时求助心理医师。

(5)指导患者合理饮食:根据饮食日记及食物不耐受检测结果选择营养丰富易消化的食物,避免酒、糖果、含咖啡因等会增加腹胀、腹泻的食物,以及刺激性食物的摄入。对于肠道狭窄的患者需低渣、低纤维素饮食,避免坚硬食物,如全豌豆、全玉米等以免加重腹痛甚至导致肠梗阻。虽然大部分水果和蔬菜纤维素含量高但是营养丰富,指导患者可以通过改变烹调方式来解决,如蔬菜去除皮、籽、茎,切碎煮熟后食用,也可以榨汁或做成果泥、菜泥等。

(6)肠内营养支持治疗更有助于克罗恩病缓解,安全有效,是克罗恩病治疗的有效治疗手段之一,肠内营养可以通过减少炎性反应降低活性,减弱克罗恩病患者的代谢亢进。对于需要长期肠内营养的克罗恩病患者,指导患者学会自我放置肠内营养导管非常重要,并告知患者一些常见意外的处理方法,可通过网络平台指导患者家庭肠内营养。

(7)告知患者本病是缓解与复发反复交替的慢性疾病,治疗分为疾病活动期与缓解期的治疗,对于绝大多数患者来说,即使疾病活动期的病情被改善后,也常常需要继续进行缓解期治疗。必须坚持按时、按量服药,何时停药必须由炎症性肠病专科医师根据个人的具体情况、继续维持用药的利弊,甚至经济状况来综合评估后判断停药的时间,切不可自行任意停药或减少药量。教会患者自我观察、识别药物的不良反应。

(8)指导患者定期随访。在疾病活动期,建议患者每月随访 1～2 次,对于疾病处于稳定期的患者,一般 3～6 个月随访 1 次。内容一般包括血常规、肝肾功能、血沉、C 反应蛋白、大便常规及潜血试验,必要时行粪钙防卫蛋白、内镜检查,以了解用药后的效果和不良反应以及疾病恢复情况,及早发现并发症。

(9)对于青春期克罗恩病患者指导家长必须观察孩子的生长发育情况,关注孩子的身高、体重变化。运动可以提高生活质量,但是如果长期服用激素治疗则易发生骨折,务必注意运动方式。

(10)克罗恩病患者肛门病变手术切除可能会导致切口不愈合、感染、肛门狭窄等并发症发生,指导患者及家属学会使用合适的消毒剂、敷料自我换药。教会患者家属学会运用手指为患者扩肛,动作要轻柔,出血量多时应及时就诊,指导提肛运动锻炼。

(11)对于有造口的患者要教会其和家属自我护理的方法。

(12)指导患者在使用中药熏蒸过程中,注意药水温度,掌握好患部与盛药液器皿的距离,防止局部皮肤烫伤。观察局部皮肤有无破损,破损者慎用,用药后观察是否出现丘疹、瘙痒或局部肿胀等变态反应,一旦出现即停止用药,并将药物擦拭干净或清洗,遵医嘱内服或外用抗过敏药物。

第五章

妇产科护理

第一节　子宫颈炎症与盆腔炎性疾病

一、急性(慢性)子宫颈炎患者的护理

(一)疾病定义

子宫颈炎是妇科最常见的疾病,有急性子宫颈炎和慢性子宫颈炎两种。急性子宫颈炎常与急性子宫内膜炎或急性阴道炎同时发生。临床以慢性子宫颈炎多见。

(二)临床表现

1.主要症状

白带增多,白带的性质依据病原体种类、炎症的程度而不同,可呈乳白色黏液状,或呈淡黄色脓性,或血性白带。当炎症沿宫骶韧带扩散到盆腔时,可有腰骶部疼痛、盆腔部下坠痛等。

2.体征

妇科检查时可见宫颈有不同程度糜烂、肥大,有时质较硬,有时可见息肉、裂伤、外翻及宫颈腺囊肿。

(三)辅助检查

宫颈刮片细胞学检查:在治疗前先进行宫颈刮片细胞学检查,用于排除早期宫颈癌。

(四)评估与观察要点

1.健康史

评估是否有分娩、流产或手术损伤宫颈,之后病原体侵入而引起感染。

2.观察要点

观察白带的量和性质；是否有腰骶部疼痛。妇科检查时，观察是否有宫颈糜烂及糜烂程度、是否有宫颈息肉、宫颈肥大和宫颈腺囊肿。

3.心理-社会评估

慢性子宫颈炎病程长，白带多致外阴不舒服，心理压力大。有接触性出血的患者，因焦虑、害怕癌变而拒绝性生活。

(五)护理措施

1.心理护理

对病程较长、疾病反复不愈者给予关心并进行耐心开导，减轻和消除其心理负担，鼓励其坚持治疗。

2.物理治疗术前护理

向需要接受物理治疗的患者讲解物理治疗的目的和大致过程，使其对物理治疗有一定的了解并能配合治疗。

3.物理治疗术后护理

协助患者每天用流动的清水清洗外阴 2 次，保持外阴清洁。患者在宫颈创面痂皮脱落前，阴道有大量黄水流出，在术后 1～2 周脱痂时可有少量血水或少许流血，局部可遵医嘱用止血粉或协助医师给予患者压迫止血处理。

(六)健康指导

告知患者于两次月经干净后 3～7 天复查。让患者知道定期做妇科检查的重要性，发现子宫颈炎应予以积极治疗。治疗前常规行宫颈刮片细胞学检查，以除外癌变可能。

二、女性盆腔炎性疾病患者的护理

(一)疾病定义

盆腔炎性疾病指女性上生殖道的一组感染性疾病，主要包括子宫内膜炎、输卵管炎、输卵管卵巢脓肿、盆腔腹膜炎。炎症可局限于一个部位，也可同时累及几个部位，以输卵管炎、输卵管卵巢炎最常见。盆腔炎性疾病多发生在性活跃期、有月经的妇女，初潮前、无性生活和绝经后妇女很少发生盆腔炎性疾病，即使发生也常常是邻近器官炎症的扩散。盆腔炎性疾病若未能得到及时、彻底治疗，可导致不孕、输卵管妊娠、慢性盆腔痛，炎症反复发作，从而严重影响妇女的生殖健康，且增加家庭与社会经济负担。

（二）临床表现

1.不孕

输卵管粘连、阻塞可致患者不孕。

2.异位妊娠

盆腔炎性疾病后异位妊娠发生率是正常妇女的 8～10 倍。

3.急性盆腔炎

因炎症轻重及范围大小而有不同的临床表现。发病时下腹痛伴发热，重者可有寒战、高热、头痛、食欲缺乏。患者体温升高，心率加快，腹胀，下腹部有压痛、反跳痛及肌紧张，肠鸣音减弱或消失。妇科检查可见阴道充血，并有大量脓性分泌物从宫颈口流出；穹隆有明显触痛，宫颈充血、水肿、举痛明显；宫体增大，有压痛，活动受限；子宫两侧压痛明显，若有脓肿形成则可触及包块且压痛明显。

4.慢性盆腔炎

全身症状多不明显，有时出现低热、乏力。慢性炎症形成的瘢痕粘连以及盆腔充血，常引起下腹部坠胀、隐痛及腰骶部酸痛。慢性盆腔炎常在劳累、月经前后、性交后加重。

（三）辅助检查

1.妇科检查

若为输卵管病变，则在子宫一侧或双侧触及呈索条状增粗的输卵管，并有轻度压痛；若为盆腔结缔组织病变，子宫常呈后倾后屈，活动受限或粘连固定。

2.实验室检查

白细胞总数及中性粒细胞计数增高，血沉增快。高热时应做血培养，宫颈分泌物培养及药物敏感试验。

3.后穹隆穿刺

在脓肿形成时，如抽出脓液即可确诊。

4.超声检查

如果条件允许，还应给患者做超声检查，以了解盆腔内有无包块。如有包块，看是否为脓肿。

（四）评估与观察要点

1.健康史

询问患者既往是否患有盆腔炎或邻近器官炎症（阑尾炎、腹膜炎）、是否有流产史及妇科手术史。评估患者经期卫生习惯、不洁性生活史、早年性交、多个性伴侣、性交过频等。评估患者的生命体征、是否有下腹痛、腰骶部疼痛、疼痛的性质及程度、阴道分泌物的量及性质。

2.观察要点

妇科检查穹隆是否有明显触痛,宫颈充血、水肿、举痛明显;是否有宫体增大,有压痛,活动受限;子宫两侧压痛是否明显,若有脓肿形成则可触及包块且压痛明显。

3.心理-社会状况

评估患者有无心理问题,对疾病及治疗方法的认识及接受情况。患者家人对疾病的态度。

(五)护理措施

1.病情观察

严密观察患者生命体征,高热患者给予物理降温,并及时通知医师,根据医嘱用药,并观察用药后反应和效果。观察患者腹痛情况及性质,如有病情变化及时报告医师,必要时根据医嘱给予镇静止痛药物。

2.个人卫生

教会患者每天用流动温水清洗会阴 2 次,嘱其勤换会阴垫及内裤。

(六)健康指导

(1)让患者坚持锻炼,增强抵抗力。避免过度劳累,预防慢性盆腔炎急性发作。

(2)纠正患者不良饮食习惯,注意饮食营养。饮食宜营养丰富,给予高热量、高蛋白、高维生素、易消化食品。忌食油腻、辛辣、生冷、寒凉的食物。鼓励患者多饮水,加强锻炼,增强体质。

三、生殖器结核患者的护理

(一)疾病定义

由结核杆菌引起的女性生殖器炎症称为生殖器结核,又称结核性盆腔炎。

(二)临床表现

1.月经失调

早期可有月经量多或淋漓不断,晚期可出现月经稀少或闭经。

2.下腹坠痛

下腹坠痛由盆腔炎症和粘连引起,经期腹痛加重。

3.全身症状

若为活动期,可有结核病的一般症状,如发热、盗汗、乏力、食欲缺乏、体重减轻等,有时仅有经期发热。

4.不孕

由于输卵管管腔阻塞、输卵管周围粘连及黏膜纤毛被破坏,输卵管僵硬、蠕动受限,丧失其运输功能,可引起不孕。在原发性不孕患者中,生殖器结核常为主要原因之一。

(三)辅助检查

1.实验室检查

大多数患者白细胞总数及分类基本正常,慢性轻型内生殖器结核的红细胞沉降率加速不如化脓性或淋菌性盆腔炎明显,但往往表示病灶尚在活跃阶段,可供诊断与治疗时参考。

2.胸部 X 线检查

注意有无陈旧性结核病灶或胸膜结核征象,阳性发现对诊断可疑患者有一定参考价值。

3.结核菌素试验

皮试阳性说明以往曾有过感染,并不表示试验时仍有活动性结核病灶,参考价值在于提高怀疑指数。要注意的是阴性结果有时也不能完全排除结核病,如受检对象感染严重结核病、使用肾上腺皮质激素、老人、营养不良等。

4.盆腔检查

子宫形态大小,活动是否正常,或因粘连活动受限。如病情发展,双侧输卵管增粗、变硬、呈条索状,甚至附件区有大小不等的块状物,固定、有触痛。

5.病理检查

行诊断性刮宫,如病理检查结果为阴性,应重复检查 2～3 次。

6.腹腔镜检查

观察输卵管及盆腔腹膜表面的粟粒样结节,可取活检,确定诊断。

(四)评估与观察要点

1.健康史

评估是否有结核的家族史和感染史;评估是否有免疫力低下、营养不良等与结核病发病有关的因素;是否有低热、乏力、消瘦等症状;评估月经情况。

2.观察要点

观察患者的月经量和白带情况。

3.心理-社会状况

了解患者及家属对该疾病的治疗方法及其预后的认知程度,评估患者的家庭经济状况及社会支持系统。

(五)护理措施

1.心理护理

多关心和体贴患者,采用安慰、鼓励等语言帮助患者消除顾虑,减轻焦虑,在平静的心态下积极地接受治疗。

2.用药指导

应向患者耐心细致地讲解坚持按疗程、医嘱、时间、规律用药的重要性。讲明药物的名称、剂量、时间、用法、注意事项及毒副作用。

(六)健康指导

(1)让患者知道加强营养,适当休息,增强机体抵抗力及免疫力的重要性。

(2)让患者掌握如何服用医师开具的药物,并观察药物的不良反应。

(3)使患者记住随诊的时间、地点和联系方式。

第二节　子宫内膜异位症与子宫腺肌病

子宫内膜异位性疾病包括子宫内膜异位症与子宫腺肌病,两者均由具有生长功能的异位子宫内膜所致,临床上常可并存。

一、子宫内膜异位症患者的护理

(一)疾病定义

具有生长功能的子宫内膜组织(腺体和间质)出现在子宫体以外的部位时称为子宫内膜异位症。

(二)临床表现

子宫内膜异位症的临床表现多种多样,病变部位不同,临床表现也不相同。患者常有痛经、慢性盆腔痛、性交痛、月经异常和不孕,部分患者无任何症状。

1.痛经和慢性盆腔痛

此病最典型的症状为继发性痛经,呈进行性加重。典型的痛经常于月经开始前1~2天出现,月经第1天最剧烈,以后逐渐减轻并持续至整个月经期。疼痛部位多为下腹深部和腰骶部,并可向会阴、肛门、大腿放射。部分患者伴有直肠刺激症状,表现为稀便和大便次数增加。疼痛程度与病灶大小不一定成正比。

偶有患者长期下腹痛,腹痛时间与月经不同步,形成慢性盆腔痛,至月经期加剧。

2.性交痛

性交痛一般表现为深部性交痛,月经来潮前性交痛更明显,多见于直肠子宫陷凹有子宫内膜异位病灶或因病变导致子宫后倾固定的患者。

3.月经异常

15%～30%的患者有经量增多、经期延长或经前点滴出血。

4.不孕

患者不孕率高达40%。

5.急腹痛

卵巢子宫内膜异位囊肿破裂,可引起突发性剧烈腹痛,伴恶心、呕吐和肛门坠胀。破裂多发生在经期前后或经期,部分也可能发生在排卵期。

6.其他症状

盆腔外组织有异位内膜种植和生长时,多在病变部位出现结节样肿块,并伴有周期性疼痛、出血或经期肿块明显增大,月经后又缩小。

较大的卵巢子宫内膜异位囊肿在腹部可扪及囊性包块,腹部瘢痕子宫内膜异位病灶可在切口瘢痕内触及结节状肿块,囊肿破裂时出现腹膜刺激征。盆腔检查典型者可发现子宫多后倾固定。

(三)辅助检查

1.影像学检查

腹部和阴道B超检查是鉴别卵巢子宫内膜异位囊肿和直肠阴道隔内异位症的重要手段,可确定卵巢子宫内膜异位囊肿的位置、大小、形状和囊内容物,与周围脏器,特别是与子宫的关系等。

2.CA125值测定

CA125为卵巢癌相关抗原。轻度子宫内膜异位症患者血清CA125水平多正常,中至重度患者血清CA125值可能会升高,但一般均为轻度升高,多低于100 U/mL。

(四)评估与观察要点

1.健康史

询问年龄、婚姻状况等信息。了解患者月经情况,初潮年龄,月经周期长短及月经量。有无腹痛,腹痛的发作时间特点、程度以及对于日常生活的影响,缓解方式等。是否生育及将来生育计划。有无内膜异位症相关手术史。

2.观察要点

患者痛经时表现及主诉及疼痛程度、疼痛部位有无伴发症状,如疼痛时恶心、呕吐、排便异常等。

3.心理-社会状况

患者及其家人对患者的态度和对疾病的认知程度。评估患者情绪变化等。

(五)护理措施

1.术前护理

(1)肠道准备:术前一般禁食 12 小时、禁水 8 小时。根据患者子宫内膜异位症的盆腔粘连程度行肠道准备。

(2)阴道准备:需术中放置举宫器及做好涉及子宫腔、阴道操作的手术准备,术前行阴道冲洗或用碘伏棉球擦洗 1~2 次,术日晨再次擦洗阴道,尤其宫颈管的清洁。行腹腔镜手术的患者,备好腹部敷料,开腹手术的患者准备沙袋和腹带。

2.术后护理

(1)术后监测生命体征:全麻下手术的患者需监测血氧饱和度,并给予吸氧。

(2)术后观察:全麻手术的患者术后 6 小时内,观察患者意识及有无恶心、呕吐等表现,意识清楚无恶心、呕吐的患者可采取去枕卧位或头部枕薄枕使头部与肩部水平,患者可床上翻身。腰麻和硬膜外麻醉的患者术后 4~6 小时去枕半卧位,并将头偏向一侧,观察有无恶心、呕吐等症状。手术 6 小时后患者可着枕头,鼓励患者床上翻身和活动,促进肠蠕动,预防肠粘连。

(3)鼓励患者早下床活动:注意活动安全。卧床时取半卧位姿势,腹肌放松,以减轻疼痛,并使渗出液局限在盆腔。

(4)保持管路通畅:留置盆腔引流管者观察引流液颜色、性质、量,警惕腹腔内出血。

(5)观察伤口渗出情况:密切观察伤口有无渗出,及时更换敷料等。

(6)评估患者疼痛程度,遵医嘱给予止痛药物。

(7)心理护理:子宫内膜异位症患者术后复发率较高,不孕症的患者容易出现负性心理情绪,应倾听患者主诉,了解其心理情况,提供心理支持。鼓励家属多关心患者,给予心理安慰。

(六)健康指导

(1)妊娠可缓解子宫内膜异位症,有生育需求的患者,术后应尽早妊娠。

(2)使用性激素进行假孕或假绝经治疗为子宫内膜异位症患者保守治疗或

术后联合治疗的常用方法,但使用性激素替代治疗的患者注意药物不良反应,如使用雌激素的药物须警惕血栓风险,使用促性腺激素释放激素假绝经治疗的患者须注意骨质丢失的问题,注意补钙。

二、子宫腺肌病患者的护理

(一)疾病定义

当子宫内膜腺体及间质侵入子宫肌层时,称子宫腺肌病。

(二)临床表现及分类

1.临床表现

(1)月经量过多、经期延长,月经过多发生率为40%～50%,表现为连续数个月经周期中月经期出血量多,一般＞80 mL。

(2)逐渐加重的进行性痛经,疼痛位于下腹正中,常于经前1周开始,直至月经结束,子宫腺肌病痛经的发生率为15%～30%。

(3)子宫呈均匀增大或有局限性结节隆起,质硬且有压痛,经期压痛更甚。

(4)妇科检查子宫均匀性增大或局限性结节隆起,质硬有压痛。

2.临床分类

(1)弥漫性:子宫均匀性增大,前后径增大明显,呈球形,一般不超过12周妊娠子宫大小。

(2)局限性:局限性生长形成结节或团块,似肌壁间肌瘤,称为子宫腺肌瘤。

(三)辅助检查

1.B超检查

B超检查可见子宫均匀增大或局限性隆起。

2.影像学检查

影像学检查对诊断有一定的帮助,可酌情选择,疾病确诊取决于术后的病理学检查。

3.血清CA125测定

血清CA125水平增高。

4.腹腔镜检查

腹腔镜检查可见子宫均匀增大或局限性隆起、质硬,外观灰白或暗紫色,表面可见一些浆液性小泡或结节。

(四)评估与观察要点

1.健康史

患者的年龄、妊娠次数、分娩次数、手术史、月经史。

2.观察要点

观察患者有无经量增多、经期延长、逐渐加剧的痛经,患者是否贫血等。

3.心理-社会状况

评估患者对疼痛产生的恐惧,对月经改变产生的焦虑,担心手术效果等。

(五)护理措施

1.缓解疼痛

主要通过药物和手术治疗使疼痛症状缓解或消失,但在治疗前可口服止痛药,注意不要形成药物依赖。

2.心理护理

给予心理支持,减轻患者及家属的焦虑,由于患者多数因为病情长且逐渐加重而身心痛苦,护士应该做好心理护理,并要做好疾病的宣教工作,让患者了解相关的疾病及手术相关的知识,药物治疗和手术治疗的适应证与最佳时期,讲解手术方法和术后注意事项,鼓励患者建立治疗疾病的信心,与患者共同寻求最佳治疗方案。

3.治疗护理

(1)药物治疗:对于症状较轻、有生育要求者可使用活血化瘀型中成药、止痛药如吲哚美辛;近绝经期患者可使用口服避孕药、达那唑、孕三烯酮或促性腺激素释放激素治疗,均可缓解症状,但需要注意药物的不良反应,并且停药后症状可重复出现,在行促性腺激素释放激素治疗时应注意患者骨丢失风险,可以给予反添加治疗和钙剂补充。

(2)年轻或希望生育的患者:除考虑药物治疗,还可手术治疗,行病灶挖除术、超声聚焦治疗(海扶刀),但术后有复发风险;对症状严重、无生育要求或药物治疗无效者,可行介入治疗、全子宫切除术。是否保留卵巢取决于卵巢有无病变和患者年龄。

(3)治疗贫血:患者贫血严重时遵医嘱给予纠正贫血药物治疗,必要时输血。输血时注意速度,防止患者心力衰竭发生。患者贫血,需防止患者起床活动时发生跌倒。卧床治疗期间满足患者生活需要。

4.手术护理

(1)术前准备:①遵医嘱完善术前各项检查。②针对患者存在的心理问题做好情志护理。③讲解有关疾病的知识、术前的注意事项等。④术前晚间禁食、禁水。⑤肠道准备,必要时遵医嘱给予清洁灌肠。⑥手术前一天清洁皮肤,行手术区备皮,并注意脐部清洁,做好护理记录。皮肤准备时,应注意动作轻柔,刀片勿划破患者皮肤引起感染。⑦嘱患者取下义齿、贵重物品,并交给家属保管。⑧将病历、X 线片、CT 片及术中带药等手术用物带入手术室。⑨再次核对患者姓名、床号、病案号及手术名称。⑩根据手术要求准备麻醉床、氧气及监护仪等用物。

(2)术后护理：全麻患者清醒前去枕平卧，头偏向一侧；硬膜外麻醉患者平卧 6 小时，头偏向一侧。

病情观察：①观察患者生命体征；②观察阴道出血及腹部切口有无渗血，发现异常报告医师，及时处理；③评估肠蠕动的恢复情况；④保持引流管、尿管通畅，定时观察颜色、性质及量；⑤定时查看敷料，观察有无出血和分泌物，注意颜色、性质及量，及时更换；⑥评估伤口疼痛的性质、程度、持续时间，并分析疼痛的原因，遵医嘱使用镇痛药；⑦行腹壁手术患者为减轻伤口张力，体位应保持屈膝位；⑧行会阴部手术患者，应注意饮食管理及排便管理，防止大便干燥。同时，为预防伤口感染，术后应保持伤口处皮肤清洁、干燥，每天做好会阴护理，做好护理记录。

(六)健康指导

(1)指导患者生活：告知患者经期避免过度或过强体育、舞蹈活动，以防剧烈的体位和腹压变化引起经血倒流。

(2)患者术后知道如何保持会阴和腹部伤口清洁，避免感染。

(3)指导贫血患者除加强营养促进康复，还应注意活动时防止跌倒。指导患者正确服用铁剂。

(4)预防该病发生：月经期及月经刚干净时避免性生活，以免脱落的子宫内膜经输卵管进入盆腔，减少发病因素。

(5)对实施保留生育功能手术的患者，应指导其术后 6～12 个月受孕。

(6)对实施切除子宫保留卵巢的患者，应指导其术后服用 3～6 个月的孕激素，以防复发。

(7)告知患者术后复查时间，观察治疗效果和制订后续的治疗计划。

第三节　胎盘与胎膜异常

一、前置胎盘患者的护理

(一)疾病定义及分类

1.定义

正常妊娠时胎盘附着于子宫体部的前壁、后壁或侧壁。妊娠 28 周后，若胎盘附着于子宫下段、下缘达到或覆盖宫颈内口,位置低于胎先露部,称为前置胎盘。

2.分类

(1)完全性前置胎盘:胎盘组织将子宫颈内口全部覆盖,又称中央性前置胎盘。

(2)部分性前置胎盘:胎盘组织部分覆盖子宫颈内口。

(3)边缘性前置胎盘:胎盘附着于子宫下段,胎盘边缘到达宫颈内口处,但未覆盖宫颈内口。

(二)临床表现

1.无痛性反复阴道流血

一般发生在妊娠晚期或临产时无诱因的阴道流血,是前置胎盘的典型症状。出现阴道流血的时间、反复发作的次数、流血量等与前置胎盘的类型有关。完全性前置胎盘阴道出血时间比较早,一般在 28 周左右,出血次数频繁,量较多。边缘性前置胎盘初次出血的时间较晚,多在妊娠 37 周以后或临产后,出血量较少。部分性前置胎盘的出血情况介于两者之间。

2.贫血、休克

由于反复或大量的阴道流血,患者可出现贫血。患者一般情况与出血量有关,贫血与出血量呈正比,大量出血可造成患者面色苍白、脉搏细速、血压下降等休克表现。

3.胎位异常

胎先露高浮,常并发胎方位异常,以臀先露多见。

(三)辅助检查

1.B超检查

B超检查可帮助明确子宫壁、胎盘、胎先露部及宫颈的位置关系,是诊断前置胎盘最有效的方法。因孕中期半数胎盘位置较低,孕晚期可随子宫下段的形成上移,因此,行 B 超检查进行诊断时要考虑孕妇的孕周。

2.分娩后检查

部分可疑前置胎盘的病例,可在分娩后仔细检查胎盘与胎膜,结合产前阴道出血病史进行判断。前置胎盘出血时,有时可见胎盘母面附着有陈旧性血块;胎膜破口处距离胎盘边缘的长度≤7 cm。

(四)评估与观察要点

1.评估要点

(1)健康史:询问孕妇生育史,是否有多次刮宫、分娩史、子宫手术史等,若妊娠晚期出现无痛性、无诱因性出血者,提示可能为前置胎盘。根据末次月经日期,再次核对孕周。

(2)一般情况:评估患者面色有无苍白、脉搏细速、血压下降等,有无因失血过多而出现的休克表现。

(3)出血量:询问阴道流血情况,出血次数及每次的出血量;监测患者血红蛋白,了解是否贫血。

(4)判断有无宫缩:如出现宫缩,注意宫缩的强度、间隔时间、持续时间有无异常。

(5)胎儿情况:通过四步触诊了解胎先露入盆情况、胎方位是否异常;胎心听诊了解有无异常情况。

(6)感染迹象:了解患者是否有体温升高、血常规检查白细胞计数及分类有无异常等感染表现。

(7)心理情绪状态:患者是否因担心病情发展对自己和胎儿的生命威胁而恐惧、焦虑、紧张等,评估家属对患者和疾病的态度。

2.观察要点

(1)阴道出血:严密观察患者阴道出血次数、量,观察患者面色,注意倾听患者有无头晕、心悸、胸闷等主诉。

(2)监测患者生命体征:每天4次监测脉搏、血压、体温情况,及时发现休克、感染等征象。病情严重时可给予心电监护,持续监测患者心率、呼吸、血压、血氧饱和度情况,观察是否异常。

(3)听诊胎心:监测胎儿情况,有异常时可以使用胎心监护仪动态监测胎心变化。

(4)排泄:是否有便秘现象。

(五)护理措施

1.需要立即终止妊娠的护理

(1)立即给患者吸氧,开放静脉通路,配血,做好输血准备。

(2)做好术前准备,同时安抚患者,减少紧张和恐惧情绪,配合抢救。

(3)监测患者生命体征和胎心率。

2.期待疗法的护理

(1)一般护理:保持病室内环境空气清新和安静,孕妇绝对卧床休息,阴道流血未停止前禁止下床活动。禁止做肛门检查或阴道检查,以减少出血和感染。

(2)测量生命体征:严密监测血压、脉搏、呼吸、体温等情况。每天4次测量孕妇脉搏、血压、呼吸、体温,如有异常可增加测量次数或心电监护,并通知医师处理,同时给予患者氧气吸入。

3.用药护理

孕周不足月时,遵医嘱应用保胎药,争取延长孕周,以增加胎儿出生后的存活概率。遵医嘱口服补血药纠正贫血,必要时输血。有感染迹象或预防感染使用抗生素等,用药同时注意用药反应和效果。叮嘱孕妇及家属不能随意调节静脉输液滴速,避免发生心力衰竭和药物中毒。

4.监测胎儿情况

定时听诊胎心;孕妇阴道流血多时,可使用胎心监护仪持续监测胎心情况;教会孕妇数胎动,自我监测胎儿情况。

5.预防感染

分娩前和产后,应注意保持会阴清洁,及时更换会阴垫,保持会阴部清洁。禁止做阴道检查和肛门检查,以减少出血和感染机会;减少探视人数,家属和其他人禁止坐、卧孕妇病床,保持床单位干净、整洁。

6.饮食与排泄

指导患者进食高蛋白、高维生素、高热量、富含铁的食物,纠正贫血,增加抵抗力,饮食中还要注意增加粗纤维的食物,防止便秘和腹泻,以免诱发宫缩。协助孕妇按照平时习惯定时排便,注意及时提供床上便器,患者排便时,其他人回避,并注意遮挡和为其保暖。

7.预防产后出血

胎儿娩出后,遵医嘱给予缩宫素并严密观察宫缩、阴道流血情况,发现异常及时报告医师处理。

8.心理护理

倾听患者主诉,讲解前置胎盘的有关知识,耐心回答她们的问题,提供生活照顾,满足卧床期间需求。对贫血的患者,保证活动时安全,活动时有人陪伴、教会改变体位时避免晕厥和摔倒的技巧,避免发生意外情况。

(六)健康指导

1.健康教育卧床休息的重要性

患者卧床时知道采取左侧卧位,能够减少子宫对腹腔血管的压迫,减少胎儿缺血、缺氧的发生。注意个人卫生,产妇能做到产前和产后保持会阴部清洁和干燥,经常清洗外阴、勤换卫生垫和内裤,保持清洁,避免感染。

2.预防晕厥和摔倒

贫血患者出血停止后,可以轻微活动。教会患者改变体位时的技巧,患者改变体位时能应用预防晕厥和摔倒的技巧,如起床时先慢慢坐起,无头晕、眼花、软弱等感觉后再慢慢起身走动,走动时扶着墙、桌、椅等做支撑物或有人搀扶。

3.饮食指导

患者饮食中应多吃富含蛋白质和铁质的食物,保证孕妇和胎儿生长发育需要;同时,饮食也要均衡,防止便秘。

4.自我监测胎动

孕妇可选择早、中、晚固定时间数胎动,每次 1 小时。将 3 次数得的胎动次数加在一起再乘以 4,就是胎儿 12 小时内胎动的大概次数。正常胎动 12 小时不少于 30 次,过频或低于 20 次都为异常,应做进一步检查。

5.母乳喂养

产妇了解母乳喂养对母婴的好处以及母乳喂养的正确技能,在实施母乳喂养时知道如何预防乳房肿胀、乳头皲裂、乳腺炎等。

6.避孕知识

产妇了解避孕知识,能够选择适合自己的避孕方法,采取有效的避孕措施,避免多次人工流产、刮宫等对子宫内膜损伤的手术;避免多产、引产、剖宫产等,预防感染。

二、胎盘早剥患者的护理

(一)疾病定义

妊娠 20 周后或分娩期,正常位置的胎盘在胎儿娩出之前,部分或全部从子宫壁剥离,称为胎盘早剥。

(二)临床表现

1.腹痛

妊娠晚期突发腹痛,疼痛为持续性。疼痛程度与胎盘剥离面积、胎盘后积血的多少有关,一般轻型胎盘早剥腹痛轻微或无腹痛。重型胎盘早剥者表现为突然发生的持续性腹痛,有的孕妇表现为腰酸或腰背痛,严重时孕妇可出现恶心、呕吐、面色苍白、四肢湿冷、脉搏细速、血压下降等休克症状。

2.阴道流血

发生胎盘早剥时,阴道流血量与胎盘早剥的类型有关,孕妇贫血程度与阴道流血量不相符。

3.子宫强直性收缩

胎盘重型剥离时,孕妇可出现强直性子宫收缩,表现为子宫收缩硬如板状,子宫压痛明显,子宫收缩间歇期不能放松,致使从腹部不能摸清胎位。若为轻型胎盘剥离,孕妇子宫可有收缩间歇期,腹部压痛不明显或仅有局部压痛。

4.出血倾向

重型胎盘早剥时,可发生 DIC。表现为阴道出血不凝,孕妇皮下、黏膜或注射部位出血,部分可出现血尿、咯血及消化道出血倾向。

5.胎死宫内

由于胎盘供血、供氧障碍,胎心和胎动消失,发生胎死宫内。

(三)辅助检查

1.B超检查

B超检查可了解胎盘位置、胎盘剥离程度及类型,并可明确胎儿大小和是否存活。

2.实验室检查

全血细胞计数及凝血功能检查。重者检查患者肾功能、二氧化碳结合力;进行 DIC 筛选试验。

(四)评估与观察要点

1.评估要点

(1)孕周:仔细核对孕周,观察子宫大小是否与孕周相符。

(2)健康史:了解本次妊娠经过是否顺利,是否有妊娠期高血压疾病或慢性高血压病史、慢性肾炎、胎盘早剥病史、外伤史等。

(3)身体状况:评估孕妇妊娠晚期或临产时有无突发性持续性腹痛,有无恶心、呕吐、面色苍白、阴道流血等。

(4)宫底高度:严密观察宫底高度变化,观察时可在腹部摸清宫底位置,用圆珠笔或签字笔在宫底处画线做标记,观察宫底高度是否有升高,如宫底高度逐渐升高预示有内出血加重。

(5)白细胞计数及血红蛋白情况:监测评估有无急性贫血。

(6)生命体征:孕妇有无呼吸增快、脉搏细速、血压下降等休克症状。

(7)阴道流血:阴道有无流血、出血量,流出的血液是否凝结等。

(8)腹部检查:是否有子宫收缩,子宫收缩间歇期放松情况,有无压痛,是否能扪清胎方位。

(9)胎儿情况:听诊胎心,观察胎心是否异常。询问孕妇胎动情况,是否有胎动异常。

2.观察要点

(1)子宫收缩和阴道出血:用手放在子宫底部,观察子宫放松情况。观察阴道有无出血,如有出血,观察出血量和血液是否凝结。

(2)孕妇主诉:注意倾听孕妇主诉,如对腹痛、恶心、眩晕等的描述。

(3)监测生命体征:临床表现严重时,应持续监测孕妇呼吸、脉搏、血压、血氧饱和度等,如出现异常可能预示着孕妇失血过多。症状轻者应遵医嘱定时检查生命体征。

(4)胎心情况:使用胎心监护仪持续监测胎心变化,病情轻者应遵医嘱定时听胎心。

(五)护理措施

1.一般护理

孕妇要绝对卧床休息,保持环境安静,床单位整洁,取左侧卧位,给予氧气吸入。注意给孕妇保暖,医务人员应多陪伴孕妇,严密监测病情发展。

2.治疗

开放静脉,遵医嘱补充血容量及凝血因子,必要时输血。病情危重者,一旦做出诊断,立即做好剖宫产手术前准备,抢救孕妇和胎儿生命。

3.保持会阴清洁

由于孕妇腹痛无法做到及时更换会阴垫,护士应协助完成并保留会阴垫,以便充分评估出血量和预防感染。

4.监测胎儿情况

定时听胎心或使用胎心监护仪持续监测胎心、胎动情况。

5.安抚孕妇

由于持续和逐渐加重的腹痛,孕妇多会紧张和恐惧,护士或助产士给予孕妇安慰和陪伴,同时安抚孕妇家属。及时告知处理办法,取得孕妇配合,及早结束分娩,保证安全。

6.预防产后出血

分娩后及时给予缩宫素,促进子宫收缩。没有发生产后出血者应严密观察宫缩和阴道出血情况及生命体征等,预防晚期产后出血。

7.产褥期护理

应注意营养,多食用有助于补血的食物。保持会阴部清洁,防止生殖道感染。

8.母乳喂养

根据产妇的身体情况指导母乳喂养,如胎儿死亡,应帮助产妇回奶,并安抚产妇。

9.心理护理

医务人员在给予孕妇护理、治疗、抢救的同时,给孕妇及家属讲解胎盘早剥的相关知识、治疗方法,安抚她们,缓解心理压力和不安情绪,使其能配合治疗和抢救。

(六)健康指导

(1)指导和帮助产妇母乳喂养,如暂时不能实施母乳喂养,产妇学会自己挤奶和知道挤出的母乳保存方法,以便身体恢复后或新生儿吸吮能力达到时,实施母乳喂养。

(2)个人卫生:产妇掌握如何保持身体清洁和保暖的方法,尤其是会阴部清洁,预防感染。

(3)合理饮食:产妇能做到如何保持营养,进食富含铁、维生素等的食物,通过饮食纠正贫血。

(4)指导避孕:产妇针对自己的情况,能够选择合适、有效的避孕方法,如胎儿或新生儿死亡,知道下次怀孕的适宜时间(至少间隔 6 个月以上,剖宫产者,应至少间隔 3 年以上)。

三、胎膜早破患者的护理

(一)疾病定义

临产前发生胎膜破裂,称为胎膜早破。

(二)临床表现

孕妇突然感到有较多液体从阴道流出,有时可混有胎脂及胎便,无腹痛等其他先兆。阴道检查或肛门检查时,上推胎先露部,可见阴道流出液增加。如胎先露未入盆,孕妇改变体位时也会感觉有液体间断从阴道流出,使用阴道窥器暴露宫颈,可见羊水自宫腔内流出,即可确诊胎膜早破。部分孕妇仅感到外阴较平时潮湿。

(三)辅助检查

1.阴道液 pH 测定

正常阴道液偏酸性,pH 为 4.5~5.5,羊水为弱碱性,pH 为 7.0~7.5,若取得的阴道液 pH≥6.5,提示胎膜破裂。但如果流出的阴道液中混有血液、尿液、宫颈黏液、精液及细菌污染,可能会出现假阳性结果。

2.阴道液涂片检查

取阴道后穹隆积液置于载玻片上,干燥后做镜检,若能看到羊齿植物叶状结晶,或用 0.5%硫酸尼罗蓝染色,显微镜下见橘黄色胎儿上皮细胞,用苏丹Ⅲ染色见黄色脂肪小粒,均可确定为羊水。

3.羊膜镜检查

羊膜镜检查可直接看到胎先露部,看见胎儿头发或其他部分,或看不到前羊水囊,即可诊断为胎膜早破。

4.B超检查

监测到羊水量减少,可协助诊断。

(四)评估与观察要点

1.评估要点

(1)健康史:询问孕妇,了解诱发胎膜早破的诱因,确定阴道流液的时间和评估羊水流出量。孕妇改变体位或增加腹压时是否有羊水流出,如有羊水流出应减少活动。是否有宫缩及感染迹象,如胎心加快,孕妇脉搏加快,体温升高等。

(2)评估孕周:是否足月,如孕周距预产期较远,应尽可能保胎至足月或接近足月。

(3)胎先露入盆情况:通过四步触诊评估胎先露是否入盆及入盆程度。

(4)胎儿情况:听诊胎心率,是否在正常范围。询问孕妇胎动是否有异常。

(5)睡眠情况:病情和环境改变对孕妇生活有影响,是否有睡眠不好等情况。

(6)心理状态:是否因胎膜早破、出现宫缩或早产不可避免等感到紧张、恐惧等。

(7)评估自理能力:因需要卧床休养,孕妇生活自理能力受到限制,评估自理被限制程度。

2.观察要点

(1)羊水性状:观察羊水流出量、颜色、气味,如流出的羊水颜色为黄绿色,说明胎儿宫腔内有缺氧情况;流出的羊水如有臭味,预示有宫内感染的可能,若为血性羊水,可能存在胎盘早剥等异常。

(2)宫缩情况:孕妇破膜后,观察是否有宫缩出现,如有宫缩可能会很快进入临产状态,若不足月,应遵医嘱使用抑制宫缩药物;若已经足月,应注意产程进展和孕妇及胎儿对宫缩的反应。

(3)胎心率情况:定时听诊胎心,发现有异常时可以进行胎心持续监测并通知医师处理。

(4)观察感染迹象:每天 4 次测量体温是否升高,白细胞计数及分类情况是否正常,及时发现感染迹象。

(5)观察用药反应:孕妇使用抗生素、保胎药、缩宫素等药物,注意用药后反应和用药效果。

(五)护理措施

1.一般护理

孕妇卧床休息,尤其是先露部高浮时,减少上身直立体位,如下床站立、走动、坐位、蹲位等。减少不必要的肛门检查或阴道检查,避免脐带脱垂发生和减少感染。卧床期间满足孕妇生理需求。保持病室内空气清新,每天开窗通风2 次,每次 15~30 分钟,通风时注意为孕妇保暖。

2.预防感染

保持外阴部清洁、干燥,胎膜破裂 6 小时未临产者,给予会阴冲洗,每天 2次,嘱咐孕妇勤换卫生垫和内衣裤,保持会阴部皮肤干燥,促进舒适。

3.监测体温、脉搏变化

每天测体温、脉搏 4 次,详细记录体温、脉搏情况,如有体温升高、脉搏加快,可能有感染存在。

4.严密监测胎儿情况

每天听诊胎心音 4 次,每次听诊 1 分钟,如有异常则增加听诊次数或持续监护,并通知医师处理。孕妇体温升高时可致胎心率加快。教会孕妇自数胎动,通过胎动次数间接判断胎儿在宫内的情况。

5.严密监测临产情况

孕妇有无宫缩出现,宫缩间歇时间、持续时间和子宫收缩的强度,严密监测产程进展,宫口开大 2~3 cm 送入产房待产。

6.饮食与排泄

提供均衡饮食,保证母胎营养需求,同时适当增加富含维生素、膳食纤维的食物,促进肠蠕动,避免便秘。协助孕妇定时排便,提供床上便器。孕妇排便时周围人员回避,注意为孕妇遮挡和保暖。

7.治疗护理

遵医嘱给予保胎或抗生素药物,询问药物过敏史,用药期间观察用药效果和反应。

8.心理护理

由于突然胎膜破裂使分娩计划有可能提前,孕妇没有精神准备,难免出现紧张、恐惧,担心自己和胎儿的安全。了解孕妇和家属心理状态,介绍治疗方法,缓解孕妇紧张心情,并取得配合。

(六)健康指导

(1)向孕妇介绍胎膜早破的相关护理知识,并解答孕妇及家属的疑问。如孕妇临产,给予分娩的相关知识介绍。

(2)预防感染的相关知识,如家属或探视者不坐、卧孕妇的床,孕妇知道保持会阴清洁对于预防感染的重要性,做到勤换内裤及卫生垫等。

(3)孕周不足月需要保胎者,孕妇了解注意饮食平衡,补充充足的维生素、钙、铜、锌等营养素,保证母胎营养需要的膳食搭配。孕妇能做到定期产前检查,及时发现异常,配合医师治疗。

(4)孕妇了解保胎药物的机制,配合治疗,并遵守医务人员的要求,不随意调节输液滴速。

(5)孕妇知道如何正确自数胎动的方法,并通过自数胎动了解胎儿情况。

(6)如为分娩后,产妇应掌握如何判断恶露是否异常,并知道何时需要就诊。

(7)母乳喂养相关知识和技能,产妇掌握母乳喂养的各种体位、新生儿正确含接姿势,能实施纯母乳喂养。

第四节　分娩期并发症

一、先兆子宫破裂患者的护理

(一)疾病定义

子宫破裂是指在妊娠晚期或分娩期子宫体部或子宫下段发生裂开,是直接危及产妇及胎儿生命的严重并发症。子宫破裂大多数发生在分娩过程中,也可发生在妊娠晚期尚未临产时,通常是渐进发展的过程,多数由先兆子宫破裂进展为子宫破裂。子宫破裂常见于产程长、有梗阻性难产因素的产妇。

(二)临床表现

先兆子宫破裂的四大主要临床表现是子宫形成病理性缩复环、下腹部压痛、胎心率改变及血尿出现。

(1)子宫呈强直性或痉挛性过强收缩,产妇烦躁不安,呼吸、心率加快,下腹剧痛难忍,出现少量阴道流血。

(2)因胎先露下降受阻,子宫收缩过强,子宫体部肌纤维增厚变短,子宫下段肌肉变薄拉长,在两者间形成环状凹陷,称为病理缩复环,可见该环逐渐上升达脐平或脐上,压痛明显。产妇腹部可触摸到子宫凹陷。

(3)膀胱受压充血,出现排尿困难及血尿。

(4)因宫缩过强、过频,胎儿触不清,胎心率加快或减慢或听不清。

(三)辅助检查

1.腹部检查

腹部检查可以发现子宫破裂不同阶段相应的临床症状和体征。

2.实验室检查

血常规检查可见血红蛋白值下降,白细胞计数增加。尿常规检查可见有红细胞或肉眼血尿。

3.腹腔穿刺检查

腹腔穿刺检查可证实腹腔内出血。

4.B超检查

B超检查适用于可疑的子宫破裂,可协助发现破裂部位和胎儿与子宫的关系。

(四)评估与观察要点

1.健康史

询问与子宫破裂相关的既往史与现病史,如是否有瘢痕子宫、剖宫产史;此次妊娠胎位是否不正或头盆不称;是否有滥用缩宫素史;是否有阴道助产手术操作史等。

2.产程监测

评估产妇宫缩强度、间歇时间长短,腹部疼痛程度、性质。产妇有无排尿困难、血尿,有无出现病理缩复环,观察产妇的精神状态有无烦躁不安、疼痛难忍、恐惧、焦虑等,警惕是否发生先兆子宫破裂。

3.胎儿监测

了解胎心及胎动情况,了解有无胎儿宫内窘迫表现。

(五)护理措施

(1)加强产前检查,有瘢痕子宫、产道异常等高危因素者,应提前住院待产。

(2)严格掌握缩宫素、前列腺素等子宫收缩剂的使用指征和方法。应用缩宫素引产时,应有专人守护或监护,按规定稀释为小剂量静脉缓慢滴注并严密观察子宫收缩情况,严防子宫收缩过强。

(3)严密观察产程进展,注意胎儿心率的变化,警惕并尽早发现先兆子宫破裂征象并及时处理。

(4)待产时出现宫缩过强及下腹部压痛或腹部出现病理性缩复环时,应立即报告医师并停止使用缩宫素引产及一切操作,同时监测产妇的生命体征,按医嘱给予抑制宫缩、吸氧并做好剖宫产的术前准备。

(5)心理护理:耐心倾听孕妇主诉,讲解有关知识,并且提供生活照顾,建立良好的护患关系。

(六)健康指导

(1)卧床休息时尽量左侧卧位,减少子宫对腹腔血管的压迫,减少胎儿缺血缺氧的发生。

(2)注意个人卫生,产前和产后都要保持会阴部清洁与干燥,勤换卫生巾和内裤,保持清洁避免感染。

(3)孕妇应学会数胎动,早、中、晚固定时间各计数一次,每次 1 小时。正常胎动 12 小时不少于 30 次,过频或低于 20 次都为异常,应做进一步检查。

(4)向产妇及家属解释子宫破裂的治疗计划及对再次妊娠的影响。

(5)为产妇及其家属提供舒适环境,给予生活上的护理和更多的陪伴,以更好地恢复体力。

二、产后出血患者的护理

(一)疾病定义

产后出血是指胎儿娩出后 24 小时内失血量超过 500 mL,剖宫产时超过 1 000 mL,是分娩期的严重并发症,居我国产妇死亡原因首位。

(二)临床表现

1.阴道流血

胎儿娩出后立即发生阴道流血,如血色鲜红,应考虑软产道裂伤。胎儿娩出后数分钟出现阴道流血,色暗红,应考虑胎盘因素。胎盘娩出后阴道流血较多,应考虑子宫收缩乏力或胎盘、胎膜残留。胎儿娩出后阴道持续流血,且血液不凝,应考虑凝血功能障碍。产妇失血表现明显,伴阴道疼痛而阴道流血不多,应考虑隐匿性软产道损伤,如阴道血肿。

剖宫产时主要表现为胎儿、胎盘娩出后胎盘剥离面的广泛出血,宫腔不断被血充满或切口裂伤处持续出血。

2.低血压症状

如产妇出现头晕、面色苍白,烦躁、皮肤湿冷、脉搏细数、脉压缩小时,提示产妇已处于休克早期。

(三)辅助检查

1.称重法

失血量(mL)=[胎儿娩出后接血敷料湿重(g)-接血前敷料干重(g)]/1.05(血液比重 g/mL)

2.容积法

用产后容器收集血液后,放入量杯测量失血量。

3.面积法

可按接血纱布血湿面积粗略估计失血量。

4.休克指数计算方法

休克指数为脉率/收缩压(mmHg)的比值,正常值为0.5。休克指数1.0时为轻度休克,1.0~1.5时,失血量为全身血容量的20%~30%,1.5~2.0时,为30%~50%,若2.0以上,失血超过50%,为重度休克。

(四)评估与观察要点

1.健康史

询问在孕前是否患有出血性疾病、重症肝炎、子宫肌壁损伤史;多次人工流产史及产后出血史;妊娠期高血压疾病、前置胎盘、胎膜早剥、多胎妊娠、羊水过多;分娩期产妇精神过度紧张,过多地使用镇静剂、麻醉剂;产程过长,产妇器官衰竭等。

2.出血量估计

用称重法、容积法来评估产后出血量,监测血常规、血小板计数、凝血酶原时间、D-二聚体等来判断出血所导致症状和体征的严重程度。

3.监测生命体征

准确记录出入量和出血量,注意观察尿色、尿量,关注血电解质、肌酐、尿酸等指标,发现异常及时向医师汇报。

5.观察

观察产妇是否出现产后出血症状,如产妇面色苍白、出冷汗,主诉口渴、心慌、头晕、寒战;同时应注意观察患者意识、精神状况;如表情淡漠,呼吸急促甚至烦躁不安,很快进入昏迷状态,应及时处理。

分娩后在产房内 2 小时观察母婴情况。密切观察产妇的子宫收缩,阴道出血及会阴伤口情况;督促产妇及时排空膀胱,以免影响宫缩致产后出血。

6.心理护理

休克时患者心理脆弱,容易感到恐惧和出现濒死感,应在抢救时注意与患者进行语言沟通,稳定患者情绪。

(五)护理措施

1.产前预防

(1)注意孕期营养,控制体重,尽量选择自然分娩,及早发现产后出血的高危因素,积极治疗血液系统疾病或妊娠并发症。

(2)加强孕期保健,定期接受产前检查;对于高危妊娠者,提早入院。

2.预防产后出血

(1)分娩期:第一产程密切观察进展,防止产程延长,必要时给予镇静剂以保证产妇休息;第二产程严格执行无菌技术,指导产妇正确使用腹压,胎肩娩出后立即肌内注射或静脉滴注缩宫素,以加强子宫收缩,减少出血;第三产程正确处理胎盘娩出及测量出血量。

(2)产褥期:产后 2 小时产妇仍需留在产房接受监护;督促产妇及时排空膀胱,以免影响宫缩致产后出血;早期哺乳。

3.针对原因止血

纠正失血性休克,控制感染。患者取头低位,立即予以吸氧,开通两路静脉通路,遵医嘱给予宫缩剂,止血、补液、输血、抗感染治疗,同时查找出血原因,解除病因治疗是抢救产后出血的关键。

(1)产后子宫收缩乏力所致大出血:可以通过使用宫缩剂、按摩子宫、宫腔内填塞纱布条或结扎子宫血管等方法达到止血的目的。

(2)胎盘因素所致的大出血:及时将胎盘取出,检查胎盘、胎膜是否完整,必要时做好刮宫准备。

(3)软产道损伤造成的大出血:按解剖层次逐层缝合裂伤处直至彻底止血。

(4)凝血功能障碍所致出血:排除上述原因引起的出血后,尽快输新鲜全血,补充血小板、纤维蛋白原、凝血因子。

4.心理护理

主动给予产妇关爱与关心,使其增加安全感,教会产妇一些放松的方法,鼓励其说出内心的感受,给予保暖,增加舒适感。针对其具体情况,有效地纠正贫血,增加体力,逐步增加活动量,以促进身体的康复。

(六)健康指导

(1)加强健康教育,孕妇定期做好产前检查,妊娠期中积极预防和治疗妊娠并发症,孕期如有贫血应积极治疗和纠正,减少产后出血的因素;分娩过程中,产妇积极配合医务人员,争取顺利分娩。

(2)产妇产后要及时排空膀胱,适量饮水,分娩后6小时内要解小便,以免膀胱过度充盈影响宫缩致产后出血。

(3)注意个人卫生,由于产妇大量失血、产妇疲劳等都可致产妇抵抗力下降,产后要注意保持会阴部清洁和干燥,勤换卫生巾和内裤,保持环境、卧具、衣物清洁避免感染。分娩后7~10天禁止盆浴和6周内禁止性生活。

(4)饮食指导:产妇饮食中应多吃富含蛋白质和铁质的食物,保证身体恢复和泌乳需要;同时,饮食也要均衡,防止便秘。

(5)产妇身体状况允许的情况下,指导其母乳喂养。教会产妇新生儿护理知识和方法。

(6)向产妇介绍避孕知识,产妇能选择适合自己的避孕方法。

(7)嘱其出院后继续观察子宫复旧及恶露情况,并按照医师要求的随诊时间到产后门诊复查。

三、羊水栓塞患者的护理

(一)疾病定义

羊水栓塞是指在分娩过程中羊水突然进入母体血液循环引起急性肺栓塞、过敏性休克、DIC、肾衰竭等一系列病理改变的严重分娩并发症。

(二)临床表现

1.典型的羊水栓塞

典型的羊水栓塞是以血压的骤然下降、组织缺氧和消耗性凝血疾病为特征的急性综合征。

(1)心肺衰竭和休克:在分娩过程中,破膜后产妇突然寒战,出现呛咳、气急、烦躁不安、恶心、呕吐等表现,随之出现呼吸困难、发绀、抽搐、昏迷、血压骤降、心率加快,肺底部湿啰音等。病情危重者,产妇仅惊叫一声、抽搐或打哈欠后呼吸、心搏骤停,于数分钟内死亡。

(2)出血:患者渡过心肺衰竭和休克之后,进入凝血功能障碍阶段,表现为以子宫出血为主的全身出血倾向,缝合伤口时伤口创面渗血、针眼出血、血尿、全身皮肤黏膜出血,甚至消化道出血等。

(3)急性肾衰竭:发生羊水栓塞时,肾脏是最常受到损害的器官。因为循环衰竭引起肾脏缺血及 DIC 前期形成的血栓堵塞肾脏内小血管,引起缺血、缺氧,最终导致肾脏器质性损害。

2.不典型的羊水栓塞

病情发展缓慢,症状隐匿。缺乏急性呼吸循环系统症状或症状表现较轻,部分患者表现为羊膜破裂时呛咳,之后缓解,还有些表现为分娩或剖宫产时出现寒战,几小时后出现大量阴道出血,流出的血液无血凝块,休克、肾衰竭的症状。

(三)辅助检查

1.化验检查

血常规、与 DIC 有关的凝血功能检查,是否存在凝血功能障碍。

2.心电图和心脏彩色超声检查

右心房、右心室扩大,而左心室缩小,ST 段下降。

3.血涂片

查找到血液中羊水有形成分。

4.X 线胸部摄片

双肺弥散性点片状浸润影,沿肺门周围分布,右心扩大。

(四)评估与观察要点

1.评估健康史

有无羊水栓塞的高危因素,如子宫收缩过强、急产、胎膜早破、前置胎盘、胎盘早剥、子宫不完全破裂、剖宫产等。

2.观察要点

(1)在分娩、剖宫产过程中出现不明原因的血压骤然下降或心搏骤停;呼吸困难、发绀或呼吸停止;凝血机制障碍或无法解释的严重出血,应考虑到羊水栓塞。

(2)产妇破水时,除立即听胎心外,应注意产妇的表现和主诉,如呛咳、胸闷或呼吸困难。

(3)分娩后,观察产妇阴道出血情况,积极预防产后出血。阴道大量出血时,观察出血量、血液是否能够凝结等。

(4)观察产妇生命体征：在整个待产、分娩、产后观察过程中，按时监测产妇生命体征，观察有无血压骤然下降等情况，询问和观察产妇是否有不适和异常情况。

(5)确诊羊水栓塞后应积极进行抢救。

(五)护理措施

1.发生在分娩前

(1)严密观察产程，尤其是使用药物引产时，观察是否有强直宫缩或宫缩过频现象，出现宫缩有上述异常，应通知医师给予处理。

(2)有指征需要人工破膜时，应注意在宫缩间歇时破膜，避免宫缩压力过大将羊水挤压到母体血液循环中，造成羊水栓塞。

(3)一旦确诊，应立即吸氧、开放 2～3 条静脉通路，遵医嘱给予升压药、抗过敏药、止血药等，补充凝血物质。专人看护静脉通路，根据药物种类和病情，掌握给药速度，并保证静脉管路通畅。治疗原则为抗过敏、纠正呼吸循环功能、改善低氧血症、抗休克、防止 DIC 和肾衰竭。

(4)给予产妇心电监护，监测血压、脉搏、血氧饱和度变化；给予胎心监护，严密监测胎儿宫内情况。

(5)病情稳定后，协助医师结束妊娠，并做好新生儿复苏的人员和物品准备。

2.发生在分娩后

(1)立即面罩给氧或通知麻醉师气管插管下正压给氧，保证供氧，改善肺泡毛细血管缺氧状态，预防和减轻肺水肿，改善身体重要脏器的缺氧状况。

(2)严密观察阴道出血情况，准确估计出血量，认真、客观、详细地记录。

(3)产后预防感染：由于抢救产妇操作较多，产后遵医嘱给予抗生素预防感染，同时监测产妇体温和血常规结果。

(六)健康教育

(1)做好孕期保健：教育孕妇怀孕后定期做好产前检查的重要性。通过检查可以及时发现异常，筛查出高危妊娠患者，做到早诊断、早治疗。高危孕妇遵医嘱治疗和服药，争取在分娩之前能够治愈或控制病情发展或病情稳定，保证分娩安全。

(2)孕期时，孕妇根据自己的需求，参与孕妇学校健康课，了解妊娠和分娩相关知识，预防妊娠并发症。积极治疗生殖道感染、纠正胎位异常、营养不良等，避免妊娠晚期性生活等容易造成胎膜早破的病因，减少胎膜早破的发生。

（3）分娩时，如胎膜破裂，产妇及时告知医务人员，听胎心、观察羊水性状，产妇如有不适要及时告知医务人员。使用催产素加强宫缩时，除了工作人员要专人看守，也应告知产妇不能自行调节滴速，避免出现强直宫缩。主动关心和帮助产妇，使其能够配合工作人员，保持情绪松弛平静，避免紧张造成的产程缓慢。

（4）孕妇树立分娩的信心，避免无指征的剖宫产。

（5）分娩后加强营养，纠正贫血，促进身体恢复。

（6）产妇注意个人卫生，勤换卫生巾和内裤，请清洁外阴部，7～10天禁止盆浴和6周内禁止性生活，避免感染，遵医嘱服用抗生素。

（7）产妇身体状况恢复后，教会产妇母乳喂养知识和技能、新生儿护理方法。不适宜哺乳的产妇要及时给予回奶处理。

（8）向产妇介绍避孕知识，选择适合自己的避孕方法，产妇注意避孕。

第五节　产褥期并发症

一、产褥感染患者的护理

（一）疾病定义
产褥感染是指产褥期生殖道受到病原体侵袭，引起局部或全身的炎症变化，称为产褥感染。

（二）临床表现
发热、疼痛、恶露异常是产褥感染的三大主要症状。

1.发热

根据感染部位和感染程度不同，患者有低热或寒战、高热现象。

2.疼痛

急性生殖道炎（外阴、阴道、宫颈）检查可见会阴裂伤或会阴切开创口红肿、硬结或有脓性分泌物，局部组织压痛明显，部分可见伤口裂开，产妇主诉疼痛。高热同时产妇出现头痛等。急性盆腔炎时，产妇表现为高热、寒战、脉速、头痛等全身症状，下腹明显压痛、反跳痛、肌紧张及肛门坠胀感。

3.恶露异常

阴道排出大量脓性分泌物，伴有恶臭味，子宫复旧不良等子宫感染。产妇可出现高热、寒战、头痛、心率加快,白细胞计数增高等全身感染征象。

(三)辅助检查

1.血常规检查

了解白细胞计数是否升高。

2.细菌培养

取宫腔分泌物、伤口分泌物等进行细菌培养。

3.B超、CT检查

确定炎性包块、脓肿、血栓等。

(四)评估与观察要点

1.评估

(1)健康史:评估是否有产褥感染的诱发因素,如贫血、营养不良、生殖道、泌尿道感染病史,产妇个人卫生情况。了解本次妊娠经过是否有并发症,分娩时是否胎膜早破、产程延长、手术助产、软产道损伤等,是否有产前或产后出血史等。

(2)身体状况:产妇生命体征,如体温、脉搏、血压是否异常,是否有高热、寒战、头痛、恶心、呕吐等,评估子宫复旧及伤口恢复情况,检查评估腹部是否有压痛、反跳痛、肌紧张等,检查宫底高度,子宫软硬度,评估会阴伤口是否有红肿、硬结、脓性分泌物,观察恶露的颜色、量和气味等。

(3)心理状况:产妇因为感染,可能会产生烦躁、焦虑或沮丧等情绪,评估产妇的心理变化及感受。

2.观察要点

(1)监测生命体征:每天4次测量产妇脉搏、血压、呼吸、体温,观察变化情况,同时倾听产妇主诉。

(2)观察子宫收缩及产后出血,定时按压宫底,观察子宫底高度、收缩情况,是否有压痛。观察阴道出血量,是否有臭味。

(3)观察伤口情况:每天3次观察会阴伤口愈合情况,有无红、肿、压痛、流出脓液等情况。

(4)乳房情况:母乳喂养情况,是否有乳房肿胀,排除乳房肿胀引起的发热。

(5)了解白细胞计数及分类是否异常等感染现象。

(6)观察用药反应:产妇需要应用抗生素治疗,治疗期间,护士观察产妇用药效果和反应,是否有过敏现象等。

（五）护理措施

1.一般护理

保持病室环境空气清新，床单位整洁，促进产妇休息和睡眠。产妇饮食应高蛋白、高热量、富含维生素、清淡易消化。协助产妇多饮水，保证有足够的液体摄入，出现异常症状，如高热、疼痛、恶心、呕吐时应通知医师处理。指导和帮助产妇采取半卧位，有利于恶露排出及使炎症局限于盆腔底部。

2.病情观察

严密监测产妇生命体征变化，每4小时测量体温、脉搏一次，同时测量血压。询问产妇是否有恶心、呕吐、腹胀、疼痛等情况。观察子宫复旧、恶露量、颜色和气味，是否有腹胀，会阴伤口愈合情况。

3.保持会阴部清洁

每天会阴冲洗2次，指导和帮助产妇勤换卫生垫，随时将被污染的床上用品更换。嘱产妇排便后应用清水清洗会阴部，避免伤口污染。

4.治疗护理

遵医嘱给予抗生素治疗，协助医师做好术前准备，如穿刺术、清宫、脓肿切开引流、伤口二次缝合等。如患者病情严重，出现感染性休克等，应配合医师积极抢救。

5.药物护理

根据药敏试验，细菌培养结果，遵医嘱给予用药治疗。

6.心理护理

向产妇及家属介绍相关的疾病知识和治疗方法，解答他们的疑问，增强信心，配合治疗和护理。

7.指导母乳喂养

指导正确的哺乳姿势和婴儿含接乳房姿势，避免乳房肿胀、乳头破裂。如会阴伤口疼痛，指导产妇卧位哺乳体位或使用特殊座椅（侧切椅），减轻疼痛。

8.指导护理新生儿

指导产妇喂养和教会产妇及家属护理新生儿，如换尿布、脐部护理、臀部护理、皮肤护理等。

（六）健康教育

（1）产妇下次妊娠时，了解定期产前检查的重要性，预防发生产褥感染的诱因，如营养不良、阴道炎、胎膜早破等。

（2）保持个人卫生，产妇知道如何科学度过产褥期，每天清洁身体，尤其是要保持会阴部清洁。会阴部有伤口时,排便后从前向后擦,清水冲洗会阴部,勤换卫生垫和内裤。

(3)产妇能够分辨恶露异常情况,如恶露的量、颜色、气味异常时的情况,并能做到及时就诊。正常恶露与月经血气味相同,一般持续 4～6 周。恶露的量与月经血量差不多,但因人而异,正常恶露不应有血块。正常情况下恶露由红色转为浆液性恶露,再转为白色恶露,顺序不应颠倒。

(4)注意加强营养,做到饮食均衡,应含高蛋白、高热量、富含维生素、清淡易消化的饮食。产妇多饮水,保证有足够的液体摄入。

(5)产妇掌握母乳喂养的知识和技巧,能够实施母乳喂养,知道如何预防和处理乳房肿胀、乳头皲裂等。

(6)产妇及家属掌握新生儿护理的相关知识,指导如何为新生儿沐浴、脐带脱落前的护理、臀部护理。

(7)产妇了解避孕方法,采取适合自己的有效避孕方法。

(8)产妇了解产褥感染的原因,并能在以后的生活中知道如何保证个人卫生,加强营养,增强抵抗疾病的能力。

(9)产妇知道积极治疗外阴炎、阴道炎、盆腔炎、宫颈炎的重要性,并积极就医治疗。

(10)产妇掌握如何保证会阴清洁方法,如恶露多的时候勤换卫生垫和内衣裤。会阴伤口愈合前,排便后应从前向后擦并用清水清洗,避免大便污染伤口。

二、产褥中暑患者的护理

(一)疾病定义

产褥中暑指产褥期产妇在高温闷热环境中,体温不能及时散发的中枢性体温调节功能障碍,称产褥中暑(亦称产褥期热辐射病)。

(二)临床表现

产褥中暑表现为高热,水电解质紊乱,循环衰竭和神经系统损害等。

1.先兆症状

产妇大量排汗、四肢乏力、口渴、恶心、头晕眼花、胸闷、心悸,此时产妇体温正常或低热。

2.轻度中暑

中暑先兆未能及时处理,产妇体温逐渐升高达 38.5 ℃以上,随后出现口渴、恶心、呕吐、面部潮红、胸闷烦躁、脉搏增快、呼吸急促等,全身皮肤干燥无汗、布满痱疹。

3.重度中暑

产妇体温继续上升至 41～42 ℃,呈稽留热型,产妇可出现谵妄、抽搐,甚至昏迷。产妇面色苍白、呼吸急促、血压下降,数小时内可因呼吸、循环衰竭而死亡。幸存者也常留有中枢神经系统后遗症。

(三)辅助检查

根据病情做相关的血、尿常规检查。

(四)评估与观察要点

1.评估

(1)健康史:评估产妇病史及孕产史,是否有感染致体温升高的疾病存在。

(2)产褥期休养环境:询问家属产妇在家休养环境是否存在不通风,产妇穿着过多等情况,尤其是在夏季。

(3)身体情况:测量产妇脉搏有无加快、血压下降、呼吸急促、体温升高等情况。了解有无面色潮红、恶心、呕吐、头晕眼花及胸闷、心悸等症状。与产妇交谈,观察是否有意识不清、谵妄、抽搐、昏迷等。

2.观察要点

(1)观察体温:每 30 分钟测量体温,观察产妇体温变化。

(2)观察产妇皮肤情况:皮肤颜色是否有苍白、皮肤是否有痱疹出现及出现的范围。

(3)观察脉搏、血压:如有条件者应用心电监护仪持续监测产妇血压、脉搏、血氧饱和度等有无异常。

(五)护理措施

1.降温

迅速帮助产妇降低体温,如产妇穿着过多,帮助减少穿着衣物。将产妇所在病室门窗打开通风或调节室内空调温度。必要时给予物理方法降温,使用冷水或乙醇擦浴,在产妇头、腋下、腹股沟、腘窝浅表大血管分布区放置冰袋,帮助身体散热。同时按摩四肢,促进肢体血液循环(循环衰竭者禁用慎用物理降温,以免血管收缩加重循环衰竭)。

2.治疗护理

遵医嘱使用药物进行降温、纠正电解质紊乱及酸中毒,注意产妇用药后的反应;输液治疗时,注意控制滴速,防止液体进入过快造成心力衰竭和脑水肿。

3.监测体温

每30分钟测量体温一次,观察体温变化,体温降至38 ℃时,停止降温。

4.预防坠床

产妇意识不清楚时应加床挡,防止坠床。

(六)健康教育

1.科学度过产褥期

产妇及家属了解产妇和新生儿适宜的居室温度,保持在22～24 ℃,居室每天通风1～2次,保持空气清新。产妇穿着可以根据季节和个人体质,避免穿着过多影响身体排汗。

2.保持个人卫生

产妇能够做到每天刷牙、经常清洁身体,尤其是会阴部清洁的重要性,保持个人卫生。

三、产褥期抑郁症患者的护理

(一)疾病定义

产褥期抑郁症指产妇在产褥期间出现抑郁症状,主要表现为持续的严重的情绪低落等,如动力减低、失眠、悲观等,称为产褥期抑郁症。

(二)临床表现

(1)情绪低落:产妇心情压抑、沮丧、情绪淡漠,甚至焦虑、恐惧、易怒,夜间加重,有时表现为孤独,不愿见人或伤心、流泪。

(2)自我评价降低:自暴自弃,自罪感,对身边的人充满敌意,与家人关系不协调。

(3)创造性思维受损,主动性降低。

(4)对生活缺乏信心:觉得生活无意义,出现食欲缺乏,甚至厌食,睡眠障碍、易疲劳,性欲减退等,严重者甚至感到绝望,自杀或杀婴倾向,有时陷于错乱或昏睡状态。

(三)辅助检查

产褥期抑郁症的筛查可采用爱丁堡产后抑郁量表对产褥期抑郁症患者进行筛查,得分范围0～30分,总分≥13分可诊断。

(四)评估与观察要点

1.评估

(1)疾病史:产妇是否有抑郁病史或有家族史,以及分娩过程是否顺利,有无妊娠期并发症、难产、手术产、产时并发症等。

（2）身体状况：生命体征是否异常。产妇情绪变化，询问食欲、睡眠、注意力集中情况，是否有心悸、头晕等症状。评估产妇自我照顾和照顾婴儿的行为能力。

（3）心理状态：观察母婴间的交流和互动情况，了解产妇对分娩的体验，对孩子的喜爱程度。有无发生抑郁的高危因素，如是否是第一次分娩、有无家庭负面事件（离婚、家庭成员重病、失业等），可使用爱丁堡产后抑郁量表对产妇进行评分。

（4）家庭及社会支持：与配偶及家庭成员关系是否协调以及对产妇的支持情况等。

2.观察要点

除正常的产后护理观察内容，应特别注意产妇行为、语言是否异常；是否主动参与新生儿护理；是否存在情绪沮丧，对自己和护理新生儿没有信心等。

（五）护理措施

1.一般护理

为产妇提供舒适的休养环境，保证产妇有充足的休息。指导合理饮食，使产妇能摄入所需营养。产后最初几天协助产妇完成日常生活，帮助产妇掌握自我护理、婴儿护理和母乳喂养的技能。

2.治疗护理

遵医嘱指导产妇正确服用抗抑郁药，耐心解释，解除产妇服用药物的心理压力，注意观察用药后的不良反应。

3.促进产妇适应母亲角色

帮助母亲角色转变，安排母婴同室，让产妇与婴儿多接触，促进情感联系。鼓励产妇参与婴儿护理，掌握护理婴儿的技能，使产妇增强信心。

4.预防暴力行为

对于使用爱丁堡抑郁筛查得分高的患者，应密切观察产妇行为和心理表现，警惕产妇伤害自己或婴儿的行为，并告知产妇家属做好安全防范，居家休养时应安排家人陪伴。

5.心理护理

产妇的护理人要鼓励产妇宣泄情绪，说出自己的内心感受，并陪伴产妇，做好心理疏导，减少不良精神刺激和压力。给产妇提供情感和社会支持。指导产妇做好自我情绪调节。鼓励家庭成员多陪伴产妇和参与到照顾产妇和婴儿的活动中,使产妇感觉到被照顾和支持、被尊重、被理解,增强信心,建立与他人的良好沟通,缓解内心压力和不良情绪。

(六)健康教育

(1)产妇掌握自我照顾的技巧,如身体清洁、伤口护理、恶露观察等。

(2)产妇掌握母乳喂养的知识和技能,如如何促进乳汁分泌、正确的哺乳体位、婴儿含接乳房的技巧、挤奶的方法,如何判断婴儿是否吃饱等。

(3)指导产妇如何宣泄情绪,如与家人诉说自己的需求,参与照料婴儿、与婴儿沟通、听音乐等,分散其注意力。

(4)产妇掌握新生儿护理知识,通过护理婴儿提高自信心。

第六章

儿科护理

第一节 急性颅内压增高与脑疝

急性颅内压增高症是一种常见的神经系统危急综合征,指急性起病,且小儿侧卧位时颅内压力超过 1.96 kPa(200 mmH$_2$O)者。当颅内压力不平衡时,部分脑组织可由压力较高处通过解剖上的裂隙或孔道向压力低处移位,而形成脑疝。引起颅内压增高的常见原因有:①脑组织体积增大,如颅内占位病变、脑炎、脑水肿等。②脑血量增多,如缺氧时脑血管扩张、高血压脑病时脑灌注压增高、心力衰竭时静脉回流受阻等。③脑脊液生成增多所致的良性颅内压增高、脑脊液循环梗阻等。

一、诊断

(一)临床表现

1.头痛

头痛是颅内压增高的主要症状,常最先出现,有时是唯一症状。头痛呈持续性或间歇性,多在清晨起床时明显,可因咳嗽、用力等动作而加重,通常为弥漫性,但以额部或枕部疼痛较为明显。婴儿不能诉述头痛,常表现为阵发性哭闹、撞头或尖叫等。

2.呕吐

常在清晨空腹时或于剧烈头痛时伴发,一般不伴恶心,且与饮食无关,多呈喷射性呕吐。

3.眼底变化

眼底变化有眼静脉淤血、视网膜水肿及视盘水肿、出血等。

4.展神经麻痹及复视

展神经在颅底行走较长,颅内压增高时易受压而发生单侧或双侧不全麻痹,出现复视。

5.惊厥

惊厥多在颅内压增高后期出现,但急性颅内压增高者也可出现频繁的抽搐发作。

6.意识障碍

患者可出现不同程度的意识障碍,如烦躁不安或淡漠、迟钝,继而嗜睡以至昏迷。

7.瞳孔变化

早期瞳孔可缩小或忽大忽小。如瞳孔由大变小最后固定不变时,说明已有脑干受损。由于婴儿前囟未闭,颅缝分离,代偿能力较强,故颅内压增高症状可不明显,小婴儿可见头颅增大,并出现"落日征"。

8.脑疝的临床表现与疝的部位有关

(1)小脑幕切迹疝:颞叶的沟回疝入小脑幕切迹。临床特征有:①除出现颅内压增高症状外,常伴有意识障碍,甚至昏迷。②受压侧的瞳孔扩大,对光反射迟钝或消失,眼睑下垂。③可有颈项强直。④呼吸不规则。⑤受压对侧肢体呈中枢性瘫痪。⑥脑疝严重时,可引起血压、脉搏、呼吸等生命体征的紊乱。

(2)颅后窝占位性病变:小脑蚓的上部及小脑前叶可逆行向上疝入小脑幕切迹,称为小脑幕切迹上疝。可出现四叠体受压表现,两侧上睑不全下垂,两眼上视障碍,双瞳孔等大但对光反射消失,可有不同程度的意识障碍。

(3)枕骨大孔疝:小脑扁桃体及邻近的小脑组织向下疝入枕骨大孔,延髓也有不同程度的下移受压,缓慢形成者初期可因颈脊神经受牵压,引起后颈部疼痛加重,甚至可出现吞咽困难、饮水呛咳、锥体束征阳性,急性者可突然发生呼吸停止、血压下降、心率缓慢,最终导致死亡。

(二)腰椎穿刺

已出现颅内压增高时,应避免或暂缓进行腰椎穿刺,以免引起脑疝。如必须做腰椎穿刺时,可应用小号针头缓慢间歇地放出少量的脑脊液,穿刺后去枕并抬高下肢至少 12 小时。

(三)特殊检查

1.脑电图

颅内压增高时,显示弥漫性对称高波幅慢节律。

2.头颅 X 线片

慢性颅内压增高时可见囟门扩大,颅缝裂开,脑回压迹(即指压痕)增多、增深,颅骨变薄,蝶鞍扩大,后床突脱钙等。

3.头颅 B 超检查

婴儿前囟未闭可进行检查。

4.CT 及 MRI 检查

CT 及 MRI 检查可发现有无脑水肿,了解脑室大小,有无出血或占位病变。

二、治疗

(一)病因治疗

尽快查明病因,针对病因积极进行治疗。

(二)一般治疗

(1)必须卧床休息,密切观察患儿的意识状态、瞳孔、脉搏、呼吸及血压的变化。

(2)头部高位(15°~30°)以利颈内静脉回流,减少头部充血。

(3)控制液体入量,保持最低需要量,按 1 000 mL/(m^2·d)计算,一般以达到轻度脱水为宜。应用 1/5~1/3 张含钠溶液,维持电解质及酸碱平衡。

(4)保持呼吸道通畅,给予湿化的氧气吸入。为保持呼吸道通畅,对昏迷患儿可行气管插管或气管切开术。

(5)保持患儿安静,避免用力咳嗽或排便。

(三)降低颅内压

(1)甘露醇:常为首选。20％甘露醇每次 0.5~1.0 g/kg,静脉推入或快速点滴,每 4~6 小时重复 1 次,用药后 5~15 分钟颅内压开始下降,2~3 小时后降至最低水平,其降压率为 50％左右,可维持 4~6 小时,脑疝出现时可用较大剂量,每次 1.5~2.0 g/kg。

(2)甘油制剂:10％甘油生理盐水注射液或 10％的甘油果糖注射液(在上液中加 5％果糖配制而成),静脉滴注,成人每次 250~500 mL,250 mL 静脉滴注时间为 1~1.5 小时,每天 1~2 次,儿童根据年龄与症状酌情使用。本品降低颅内压作用起效较慢,持续时间较长,较少发生反跳,常与甘露醇间隔使用。

(3)呋塞米:可与脱水药同时应用。剂量为每次 1~2 mg/kg,肌内或静脉注射,每天 2~6 次。

(4)肾上腺皮质激素:常用的激素如下。①地塞米松:抗脑水肿作用强,每次

$0.25 \sim 0.5$ mg/kg,每 6 小时 1 次,用药后 $12 \sim 36$ 小时见效,$4 \sim 5$ 天达最高峰。②氢化可的松:此药脱水作用虽较地塞米松弱,但其作用较迅速,急性患儿可配合地塞米松应用,每天 $1 \sim 2$ 次。

(5)过度通气,维持 $PaO_2 12.0 \sim 20.0$ kPa($90 \sim 150$ mmHg),$PaCO_2 3.33 \sim 4.0$ kPa($25 \sim 30$ mmHg),pH 7.5 左右,可减低颅内压。

(6)侧脑室持续外引流,可获得迅速而有效的效果,常在颅内高压危象和脑疝时采用。

三、护理措施

(一)避免颅内压增高加重

保持患儿绝对安静,避免躁动、剧烈咳嗽,检查和治疗尽可能集中进行,护理患儿时要动作轻柔,不要猛力转动患儿头部和翻身;抬高床头 30°左右,使头部处于正中位以利颅内血液回流,疑有脑疝时以平卧位为宜,但要保证气道通畅。

(二)呼吸道管理

根据病情选择不同方式供氧,保持呼吸道通畅,及时清除呼吸道分泌物,以保证血氧分压维持正常范围。备好呼吸器,必要时人工辅助通气。

(三)用药护理

按医嘱要求调整输液速度,按时应用脱水药、利尿药等以减轻水肿。静脉滴注使用镇静药时速度宜慢,以免发生呼吸抑制。注意观察药物的疗效及不良反应。

(四)病情观察

严密观察病情变化,定时监测生命体征、瞳孔、肌张力、意识状态等。若发生脑疝,立即通知医师并配合抢救。

(五)减轻头痛

保持安静,关心患儿并采取轻抚、按摩、心理暗示等措施帮助患儿,分散其注意力。正确用药,观察用药反应。

(六)健康教育

向家长及患儿解释保持安静的重要性及头肩部抬高的意义,取得配合。避免剧烈咳嗽和便秘。根据原发病的特点,做好相应指导。

第二节　急性上呼吸道感染

急性上呼吸道感染简称上感,俗称"感冒",是小儿时期最常见的疾病。其主要侵犯鼻、咽和鼻咽部,常诊断为"急性鼻咽炎、急性咽炎、急性扁桃体炎"等,也可统称为上呼吸道感染。该病冬春季多发,各种病毒和细菌均可引起,以病毒为多见,约占 90% 以上,主要有鼻病毒、流感病毒、副流感病毒、呼吸道合胞病毒、腺病毒及冠状病毒、柯萨奇病毒、埃可病毒等,其次为细菌感染,如链球菌、流感嗜血杆菌等,肺炎支原体亦可引起。

一、诊断

(一)一般类型的上呼吸道感染

(1)年长儿症状较轻,常于受凉后 1～3 天出现鼻塞、打喷嚏、流涕、干咳、咽痛、发热等;婴幼儿局部症状不显著而全身症状重,可骤然起病,高热、咳嗽、食欲差、烦躁,甚至高热惊厥。

(2)有些患儿可伴有呕吐、腹泻、阵发性脐周疼痛。

(3)查体:咽部充血,扁桃体肿大,颌下淋巴结肿大、触痛等,肺部呼吸音正常;部分患儿可有不同形态的皮疹。

(4)可伴有中耳炎、鼻窦炎、咽后壁脓肿、颈部淋巴结炎、喉炎、气管炎、支气管肺炎等。年长儿若患链球菌性上呼吸道感染可引起急性肾炎、风湿热等。

(5)血常规:病毒性感染时白细胞总数正常或偏低,分类以淋巴细胞计数增多为主。如为细菌感染或合并细菌感染,白细胞总数大多升高,分类以中性粒细胞计数增多为主。

(6)C 反应蛋白:取微量血样送检,可辅助鉴别感染源。细菌性感染早期可升高,单纯病毒性感染时正常。

(二)特殊类型的上呼吸道感染

1.疱疹性咽峡炎

疱疹性咽峡炎系柯萨奇 A 组病毒所致,好发于夏秋季,表现为高热、咽痛,流涎、厌食、呕吐等;咽部充血,咽腭弓、悬雍垂、软腭等处有 2～4 mm 大小的疱疹,周围有红晕,疱疹破溃后形成小溃疡,病程为 1 周左右。

2.咽结合膜热

咽结合膜热由腺病毒 3、7 型所致,常发生于春夏季,可在儿童集体机构中流行,以发热、咽炎为特征;咽部充血,一侧或两侧滤泡性眼结膜炎;颈部、耳后淋巴结肿大,有时伴胃肠道症状。病程为 1～2 周。

二、鉴别诊断

(一)流行性感冒

流行性感冒系流感病毒、副流感病毒所致,有明显的流行病史。全身症状重,如发热、头痛、咽痛、肌肉酸痛等。上呼吸道其他症状可不明显。

(二)急性传染病早期

上呼吸道感染常为各种传染病的前驱症状,如麻疹、流行性脑脊髓膜炎、百日咳、猩红热、脊髓灰质炎等,应结合流行病史、临床表现及实验室资料等综合分析,并观察病情演变加以鉴别。

(三)急性阑尾炎

上呼吸道感染伴腹痛者应与本病鉴别。本病腹痛常先于发热,腹痛部位以右下腹为主,呈持续性,有腹肌紧张和固定压痛点;白细胞及中性粒细胞计数增高。

三、治疗

(一)一般治疗

休息、多饮水;保持室内通风,适宜的温、湿度(室内温度 20 ℃,相对湿度60%);注意呼吸道隔离;预防并发症。

(二)对症治疗

1.发热

低热可给物理降温;体温≥38.5 ℃可口服对乙酰氨基酚或布洛芬(如百服宁糖浆、泰诺林滴剂或美林糖浆、滴剂);如发生高热惊厥可给予镇静、止惊等处理;如既往有复杂性惊厥史,体温≥38 ℃即可给予药物退热治疗。常用退热药有泰诺林混悬滴剂口服。

2.鼻塞

严重者可给予小儿呋麻液滴鼻。

3.其他

为复方锌布颗粒剂,具有良好、迅速地解热、镇痛、消炎、抗过敏及缓解全身症状的作用。用法:<3 岁半包或酌减;3～5 岁 1/2 包/次;6～14 岁 1 包/次;>14 岁1～2 包/次,每天 3 次。儿童每天最大量不超过 3 包。

(三)病因治疗

1.利巴韦林

利巴韦林有广谱抗病毒作用,疗程为 5~7 天。剂量为 10~15 mg/(kg·d),分 3~4 次口服。

2.中药

中药可选用小儿感冒冲剂、小儿热速清口服液、柴胡饮冲剂、双黄连口服液等。

如病情严重、有继发细菌感染或有并发症者可选用抗生素,常用者有青霉素类、头孢一代、头孢二代抗生素,疗程为 3~5 天。如证实为链球菌感染、化脓性扁桃体炎,或既往有风湿热、肾炎史者,青霉素疗程应为 10~14 天。病毒性结膜炎可用 0.1%阿昔洛韦滴眼。

四、护理措施

(一)一般护理

保持口腔清洁,避免口唇干燥,及时清除鼻腔及咽喉部分泌物和干痂,并用凡士林、液状石蜡等涂抹鼻翼部的黏膜及鼻下皮肤,以减轻分泌物的刺激。适当休息,减少活动。

(二)病情观察与护理

(1)体温、脉搏、呼吸及精神状态的观察。

(2)有无恶心、呕吐、烦躁等某些传染病的先兆症状。

(3)有可能发生高热惊厥的患儿,备好急救物品和药品,加强巡视,及时发现、及时处理、及时记录,并密切监测体温变化,采取有效措施维持正常体温。

(三)去除和避免诱发因素护理

积极治疗原发病,避免二重感染。

(四)饮食护理

给予富含营养、易消化的饮食,保证水分的供给。根据患儿的年龄,采取适宜的喂养方式,避免饮食用力或呛咳,加重病情。

(五)用药护理

应用解热药后注意补充水分,并观察降温效果。高热惊厥者应用镇静药应观察镇静的效果及药物的不良反应。应用抗感染药物后,注意观察有无变态反应,并及时处理。

(六)心理护理

强化沟通效果,解除患儿及其家长的焦虑情绪。

第三节 反流性食管炎

反流性食管炎系因食管下端抗反流屏障作用异常导致病理性酸性胃液反流,使食管的鳞状上皮受胃酸和胃蛋白酶的消化作用而引起的炎症。生理情况下,食管下端括约肌张力、食管廓清能力、腹腔内食管长度等是阻止胃食管反流最重要的屏障,当其发育不全,或因各种原因如剧烈呕吐、插胃管等破坏了此功能时,均可导致反流性食管炎发生。

一、诊断

(一)临床表现

(1)呕吐:新生儿和婴幼儿以呕吐为主要表现。多数发生在进食后,有时在夜间或空腹时,严重者呈喷射状。呕吐物为乳汁或奶块,少数为黄色液体或咖啡色液体。平卧或头低仰卧易诱发。

(2)年长儿可有胸骨下烧灼痛、胸闷饱胀感,在炎症发作期吞咽困难、反酸,餐后或卧床睡觉时,有酸性液体反流至口咽部。

(3)反复的呼吸道感染,在新生儿及婴幼儿易合并吸入性肺炎,年长儿可有哮喘发作。

(4)生长发育迟缓、出血、贫血、消瘦。当食管炎严重、黏膜糜烂,长期少量失血导致缺铁性贫血,并影响生长发育。

(二)辅助检查

1.实验室检查

实验室检查包括:①食管 pH 动态测定,将 pH 电极置于食管下括约肌上方 1～5 cm 处,测定食管的 pH,当 pH<4 时提示有反流。病理性反流标准为睡眠时间有反流,总反流时间>4%监测时间,平均反流持续时间>5 分钟,平均消除时间>15 分钟。②食管腔压力测定,正常人静止时 LES 压力>2 kPa(15 mmHg),LES 压力/胃内压>1.0;当 LES 压力<1.33 kPa(10 mmHg)或 LES 压力/胃内压<0.8,提示反流。

2.影像学检查

影像学检查包括:①食管钡剂造影,食入钡剂后,贲门持续或间歇性开放,正常腹压下见钡剂反流入食管,在新生儿可见钡剂反流至食管上段,食管黏膜增粗、紊乱或食管壁有毛刷状、锯齿状改变。②放射性核素扫描,口服或胃管滴入放射性标记液^{99m}Tc-DAPA果汁饮料,仰卧位时,用γ闪烁照相机探测胃及食管下部,并用腹部加压连续照相,观察胃内放射性向食管反流情况,食管内有放射性者即可诊断胃食管反流。

3.内镜检查

食管炎在内镜下表现为充血、水肿、糜烂和溃疡。

内镜诊断标准:①轻度,红色条纹和红斑,累及食管下1/3。②中度,糜烂<1/2食管圆周,仅累及食管中、下段。③重度,Ⅰ级,糜烂累及>1/2食管圆周,或已累及上段,或形成溃疡<1/3食管圆周,在食管任何部分;Ⅱ级,溃疡累及>1/3食管圆周,任何部位。

二、治疗

治疗原则:改善食管下括约肌功能,减少胃食管反流,降低反流液的酸度,增加食管清除能力和保护食管黏膜。

(一)非手术治疗

1.体位疗法

新生儿和小婴儿的最好体位为前倾俯卧位,上身抬高30°。儿童在清醒状态下最佳体位为直立位和坐位,睡眠时保持右侧卧位,将床抬高20~30 cm,以促进胃排空,减少反流频率。

2.饮食疗法

稠厚饮食为主,少量多餐,婴儿增加喂奶次数,缩短喂奶间隔时间。年长儿亦少量多餐,以高蛋白低脂肪饮食为主,睡前2小时不进食,避免食用酸性饮料、高脂食物、巧克力和辛辣食物。

3.药物疗法

药物疗法包括:①促胃动力药,吗丁啉每次0.3 mg/kg,每天3~4次,甲氧氯普胺每次0.1 mg/kg,西沙比利每次0.2 mg/kg,每天3次,饭前15分钟口服。②抗酸和抑酸剂,西咪替丁每天25~35 mg/kg,分2次口服,雷尼替丁每天6~8 mg/kg,奥美拉唑每天0.6~0.8 mg/kg。③胃黏膜保护剂,蒙脱石散每次1~3 g,以10~20 mL温开水调服,饭后口服,服药后半卧位15~30分钟;铝碳酸镁每次0.3~0.5 g,咀嚼服入,口服硫糖铝等。

(二)手术治疗

手术指征包括:①内科治疗6~8周无效,有严重并发症(消化道出血、营养不良、生长发育迟缓)。②严重食管炎伴溃疡、狭窄或发现食管裂孔疝者。③有严重的呼吸道并发症,如呼吸道梗阻、反复发作吸入性肺炎或窒息、伴支气管肺发育不良者。④合并严重神经系统疾病。抗反流手术方式有 Boerema 胃前壁固定术、Hill 胃后壁固定术、Belsy Ⅳ 型手术及 Nissen 胃底折叠术等。

三、护理措施

(一)一般护理

忌酒戒烟。由于烟草中含尼古丁,可降低食管下段括约肌压力,使其处于松弛状态,加重反流;酒的主要成分为乙醇,不仅能刺激胃酸分泌,还能使食管下段括约肌松弛,是引起胃食管反流的原因之一。尽量减少增加腹内压的活动,如过度弯腰、穿紧身衣裤、扎紧腰带等。就寝时床头整体宜抬高 10～15 cm,对减轻夜间反流是个行之有效的办法。保持心情舒畅,增加适宜的体育锻炼。肥胖者应该减轻体重。因为过度肥胖者腹腔压力增高,可促进胃液反流,特别是平卧位更严重,应积极减轻体重以改善反流症状。

(二)饮食护理

注意少量多餐,吃低脂饮食,可减少进食后反流症状的频率。相反,高脂肪饮食可促进小肠黏膜释放胆囊收缩素,易导致胃肠内容物反流。晚餐不宜吃得过饱,避免餐后立刻平卧。

(三)用药护理

应在医师指导下用药,避免乱服药物产生不良反应。

第四节　消化性溃疡

消化性溃疡是指胃和十二指肠的慢性溃疡,也可发生在与酸性胃液相接触的其他胃肠道部分。溃疡的形成是机体的防御因素和致溃疡因素之间失去平衡的结果。其中胃液的消化作用是溃疡形成的基本条件,胃黏膜屏障损害和幽门螺杆菌感染也是发病的重要因素。

一、诊断

(一)临床表现

1.新生儿期

以突发的上消化道出血及穿孔为主要特征,大多在生后 24～48 小时发生,起病急骤,呕血、便血、腹胀、休克易被误诊,常伴有颅内出血、严重窒息、败血症。常在手术或尸解时才被确诊,病死率较高,胃溃疡多于十二指肠溃疡,且多为应激性溃疡。

2.婴儿期

以应激性溃疡为主,主要表现为突发性呕血、黑便、紊乱性腹膜炎,而原发性溃疡表现为食欲差、呕吐、食后哭吵、腹胀、脐周不规则疼痛、生长发育迟缓,胃溃疡与十二指肠溃疡发病率接近。

3.学龄前期

学龄前期表现为呕吐,腹痛不典型,多位于脐周或全腹,与饮食无明显关系,黑便与呕血仍是胃十二指肠溃疡的主要症状。

4.学龄期

临床症状逐渐与成人接近,腹痛多表现为饥饿痛,进食后缓解,有半夜痛醒史。呕吐亦常出现,嗳气、反酸少见。少数患儿平时无慢性胃炎病史,表现为突发性呕血、黑便,甚至昏厥,或表现为慢性贫血,此期患儿中,十二指肠球部溃疡较胃溃疡多,且男孩多于女孩。

(二)辅助检查

1.实验室检查

胃酸测定:十二指肠球部溃疡患儿基础胃酸与最大胃酸分泌量多增加,而胃溃疡则大多正常或偏低。

2.内镜检查

内镜检查是诊断消化性溃疡的重要方法。根据部位分型:①胃溃疡;②十二指肠球部溃疡;③复合性溃疡,胃溃疡和十二指肠球部溃疡并存。内镜下见黏膜缺损呈圆形、椭圆形、线形、不规则形,底部平坦,边缘整齐,为白苔或灰白苔覆盖;或为一片充血黏膜上散在小白苔,形如霜斑,称"霜斑样病变"。

内镜下将溃疡病分为三期:①活动期(A期,厚苔膜期),溃疡基底有厚白苔,周边黏膜充血、水肿。②愈合期(H期,薄苔膜期),溃疡基底苔膜变薄,周边黏膜充血、水肿消失,有黏膜集中。③瘢痕期(S期,无苔期),溃疡苔膜完全消失,形成红色瘢痕或白色瘢痕。

3.X线检查

溃疡的X线直接征象为龛影,但十二指肠球部溃疡龛影不易显示,常表现球部变形、激惹和压痛,但球部炎症及溃疡愈合时也可有此征象。

二、鉴别诊断

(一)腹痛

腹痛应与肠痉挛、蛔虫症、腹内脏器感染、结石等疾病鉴别。

(二)呕血

新生儿和小婴儿呕血可见于新生儿自然出血症、食管裂孔疝等;年长儿需与肝硬化致食管静脉曲张破裂及全身出血性疾病鉴别。

(三)便血

便血应与肠套叠、梅克尔憩室、息肉、腹型过敏性紫癜及血液病所致出血鉴别。

三、治疗

治疗原则:降低胃酸,根除幽门螺杆菌感染以及增强胃黏膜保护药。

(一)一般治疗

饮食以易消化、少刺激为宜,避免过度紧张、劳累,忌食酸辣、咖啡及对胃黏膜有损害的药物。

(二)药物治疗

1.抑制胃酸分泌

H_2受体阻滞剂,如西咪替丁每天 $25\sim35$ mg/kg,分 2 次口服,或法莫替丁每天 $0.7\sim1$ mg/kg,分 2 次口服,雷尼替丁每天 $5\sim7$ mg/kg,分 2 次口服。上述药物效果不佳,可选用质子泵抑制剂奥美拉唑每天 $0.6\sim0.8$ mg/kg,晨服,疗程为 6 周,改为半量,维持 6 周。

2.胃黏膜保护剂

蒙脱石散 $1.5\sim3$ g,每天 $2\sim3$ 次;或硫糖铝 $10\sim25$ mg/(kg·d),每天 4 次;或枸橼酸铋钾 $6\sim8$ mg/(kg·d),分 3 次口服。

3.抗幽门螺杆菌治疗

枸橼酸铋钾 $6\sim8$ mg/(kg·d),羟氨苄西林 50 mg/(kg·d),克拉霉素 $15\sim30$ mg/(kg·d),甲硝唑 $25\sim30$ mg/(kg·d)等。

目前采用的方案主要有二联或三联疗法:①含铋剂方案,铋剂+羟氨苄西林(克拉霉素),铋剂+羟氨苄西林+甲硝唑(替硝唑)。②不含铋剂方案,质子泵抑制剂+羟氨苄西林,H_2受体阻滞剂+羟氨苄西林+甲硝唑。

(三)手术治疗

小儿消化性溃疡病一般不主张手术治疗,除非有以下情况:①溃疡合并穿孔。②难以控制的出血,失血量大,48 小时内失血量超过血容量的 30%。③有幽门完全梗阻,经胃肠减压等保守治疗 72 小时仍无改善。④慢性难治性疼痛。

四、护理措施

(一)疼痛护理

注意观察及详细了解患儿疼痛的规律和特点,并按其特点指导缓解疼痛的方法。向患儿及家属解释疼痛的原因和机制,指导和帮助患儿减少或去除加重和诱发疼痛的因素。对有烟酒嗜好者,劝其戒除。对溃疡活动期患儿,症状较重或有上消化道出血等并发症时,嘱其卧床休息,可使疼痛等症状缓解。

(二)饮食护理

患儿饮食应定时、定量、少食多餐、细嚼慢咽,避免餐间零食和睡前进食。食物选择应营养丰富、搭配合理、清淡、易于消化,以避免食物对溃疡病灶的刺激。

(三)用药护理

遵医嘱给患儿进行药物治疗,并注意观察药效及不良反应。抗酸药应在饭后 1 小时和睡前服用。服用片剂时应嚼服,乳剂用药前应充分摇匀,不宜与酸性食物及饮料同服。H_2 受体阻滞剂应在餐中或餐后即刻服用,也可把 1 天的剂量在睡前服用。奥美拉唑可引起头晕,用药初期,应嘱患儿用药期间避免开车或做其他必须高度集中注意力的工作。

(四)心理护理

正确评估患儿及家属的心理反应,积极进行健康宣教,减轻不良心理反应。保持乐观情绪,防止精神紧张、忧愁、情绪波动、过度劳累等。

第五节　胸膜炎

胸膜炎根据胸膜病变性质分为干性胸膜炎和湿性胸膜炎。前者又称纤维素性胸膜炎,大多由于肺部感染侵及胸膜所致,细菌性肺炎或肺结核均可并发此症,为炎症早期,胸膜充血、水肿及纤维蛋白渗出、无胸腔积液,所以称为干性胸膜炎;随病情进展,浆液和纤维蛋白渗出增加积聚于胸膜腔内,形成湿性胸膜炎,又称为渗出性或浆液纤维素性胸膜炎。渗出性胸膜炎大多为结核性,亦可发生于病毒性肺炎(如腺病毒肺炎)、真菌性肺炎和支原体肺炎的过程中,少数与肿瘤、风湿病、结缔组织病、血管栓塞等有关。

一、渗出性胸膜炎

(一)诊断

1.临床表现

发热、咳嗽、呼吸困难、胸痛,且随呼吸时疼痛加剧;如积液量较大,咳嗽和胸痛减轻,而呼吸困难加重,甚至青紫及端坐呼吸。

2.查体

患侧肋间隙饱满,呼吸运动减弱;气管、纵隔及心脏向对侧移位;语音震颤减弱或消失;叩诊呈实音或浊音;听诊呼吸音减弱或消失。

3.胸腔渗出液的特点

外观呈淡黄、黄绿或粉红色,略混浊,较黏稠,易凝固,比重>1.016,细胞数多高于 $0.5×10^9/L(500/mm^3)$,蛋白定量常高于 $25\sim30$ g/L($2.5\sim3$ g/dL),胸腔积液蛋白与血清蛋白之比>0.5,胸腔积液乳酸脱氢酶/血清乳酸脱氢酶之比$\geqslant0.6$或胸腔积液乳酸脱氢酶>200 U,糖定量常低于血糖,胸腔积液黏蛋白定性试验阳性。

4.胸片

胸片可见密度均匀的阴影,在正位摄片上其上界呈弧形曲线;大量积液时见一侧肺呈致密暗影,患侧肋间隙增大,气管、心脏向健侧移位及膈肌下降。同时摄取正侧位胸片可确定积液的位置和包裹性积液的存在,与肺炎鉴别。

5.超声

超声可帮助确诊。

(二)鉴别诊断

1.漏出液

漏出液外观呈淡黄色,清、稀薄、不凝,比重多低于 1.016,白细胞数少于 $0.1×10^6/L(100/mm^3)$,蛋白质定量常低于 $25\sim30$ g/L($2.5\sim3$ g/dL),胸腔积液蛋白与血清蛋白之比<0.5,胸腔积液乳酸脱氢酶与血清乳酸脱氢酶之比<0.6,糖定量约与血糖相等,胸腔积液黏蛋白定性试验阴性;多见于心力衰竭、心包炎、肾脏病、肝硬化、上腔静脉综合征、营养不良、低蛋白血症,同时常见全身性水肿,胸腔积液常于双侧出现。

2.血性胸腔积液

血性胸腔积液可见于结核病或脓胸,由于血管溃破所致,也可见于肺和胸膜恶性肿瘤及结缔组织病。

3.乳糜胸腔积液

小儿时期少见,一般限于一侧,与胸导管的先天性畸形及胸部淋巴结或肿瘤压迫胸导管有关。

(三)治疗

(1)治疗原发病。

(2)根据胸腔积液的病原学检查结果选用抗生素。

(3)必要时予以温盐水反复冲洗及胸腔内注药,疗程一般为4周左右;积液量多时,可行胸腔引流。

(4)如果为结核性胸膜炎中等量以上的积液,可每周抽液2~3次。每次10~15 mL/kg,不超过每次20 mL。

(四)护理措施

1.一般护理

卧床休息。给易消化、高热量、高蛋白饮食。按医嘱及时用药,对症治疗,预防感染。

2.对症护理

胸部疼痛者,局部热敷或用宽胶带在呼气时,环绕患侧前后胸粘贴固定,以减少胸壁运动而减轻疼痛,疼痛剧烈时可用1‰~2‰普鲁卡因肋间神经封闭。大量胸腔积液致呼吸困难,采用半卧位,给予氧气吸入,行胸腔穿刺抽取胸腔积液以助诊断,并可解除呼吸困难。胸腔穿刺抽液时,应注意随时观察患儿神志与感觉,对机体弱、精神紧张者,给予精神安慰。

二、化脓性胸膜炎

化脓性胸膜炎又称为脓胸,常见于婴幼儿,多继发于肺部感染和败血症;在肺脓肿和支气管扩张基础上引起的也不罕见;另外,纵隔炎、膈下脓肿、胸部创伤、手术或穿刺等直接污染也有可能。金黄色葡萄球菌所致脓胸占主要地位,链球菌或肺炎球菌并发脓胸在我国少见,革兰氏阴性杆菌混合感染也可见到。

(一)诊断

1.临床表现

(1)肺炎经治疗体温持续不降或体温退而复升,呈高热或弛张热,咳嗽频繁、胸痛、呼吸困难,有时发绀。

(2)全身中毒症状加重,面色灰白、食欲缺乏、精神萎靡。

2.查体

单侧脓胸时,患侧呼吸运动减弱、肋间隙饱满,叩诊浊音或实音,语颤减弱、呼吸音减弱或消失。若脓气胸则叩诊上方鼓音、下方浊音。积液多时,纵隔、心脏及支气管向健侧移位。病程久者转为慢性,则胸膜粘连、肥厚、胸廓塌陷。

3.辅助检查

(1)末梢血白细胞和中性粒细胞计数增多,伴有核左移和中毒颗粒。血清 C 反应蛋白含量增高。

(2)胸部 B 超检查有助于积液部位及液量多少的判定。

(3)胸部立位片:显示患侧肋间隙增宽、有大片密度增高的阴影,肋膈角消失。积液量多时,纵隔及心脏移位。如为脓气胸,在密度增高阴影的上方可见液气面。

(4)胸腔穿刺:可确定诊断。①金黄色葡萄球菌引起者,脓液黄绿色、极黏稠;②肺炎球菌引起者,脓液黄色、较黏稠;③链球菌引起者,脓液淡黄色、稀薄;④厌氧菌感染者,脓汁有臭味。常规生化检查符合渗出性胸腔积液的特点。

(二)治疗

治疗原则是控制全身和局部感染,充分排除脓液,尽早促进肺的膨胀以恢复其正常功能。

1.一般疗法

一般疗法包括保持病室通风,温、湿度适宜,吸氧,纠正水电解质紊乱,镇静止咳等。

2.抗生素疗法

抗生素应用的原则为早期、足量、广谱、联合、静脉、长疗程。根据药敏结果选用敏感抗生素。在体温正常、临床症状消失后 2～3 周减少抗生素剂量或停药。在病原菌未明时,可选青霉素类、头孢类抗生素,如阿莫西林克拉维酸钾片、注射用头孢曲松钠等。

3.胸穿及闭式引流

经胸腔穿刺抽脓,中毒症状仍未减轻或脓液黏稠不易抽出或有包裹,应采取胸腔闭式引流。

4.支持疗法

加强营养,给予高蛋白、高热量饮食;保证液体入量及维生素供应;酌情少量输血、血浆、清蛋白等增强机体免疫功能。

(三)护理措施

1.一般护理

一般护理给予舒适体位,抬高床头,半卧、患侧卧位。在病情允许的情况下,鼓励患儿下床活动,增加肺活量。

2.饮食护理

给予高蛋白、高热量、高维生素、清淡易消化的饮食,少量多餐。

3.对症护理

鼓励患儿积极排痰,保持呼吸道通畅。必要时给予吸氧,保持鼻导管的通畅。高热患儿按高热护理常规。协助医师抽胸腔积液,做好抽水后的护理。遵医嘱给予抗结核和抗感染治疗。

第六节 急性胰腺炎

急性胰腺炎是一种常见的疾病,是胰酶消化自身胰腺及其周围组织所引起的化学性炎症,临床症状轻重不一,轻者有胰腺水肿,表现为腹痛、恶心、呕吐等。重者胰腺发生坏死或出血,可出现休克和腹膜炎,病情凶险,病死率高。本病好发年龄为 20~50 岁,女性较男性多见,在小儿较少见。

一、病因

急性胰腺炎的病因很多,本病的病因在小儿与成人不完全相同。

(一)原发性胰腺炎

原因不明。

(二)损伤性胰腺炎

损伤性胰腺炎见于腹部挫伤之后,多在急诊剖腹时发现;少数病例病情比较缓慢,在受伤后几天或几周之后形成胰腺假性囊肿。手术后胰腺炎多发生于胆道、十二指肠或脾脏手术之后。

(三)胆道疾病

胆道结石为我国最常见的病因,占 50%~80%,但在小儿极其罕见。

(四)胰管梗死

因蛔虫、结石、水肿、肿瘤或痉挛等原因可使胰管阻塞。

(五)十二指肠乳头邻近部病变

该病变多见于成人。

(六)药物性胰腺炎

最多见者为应用激素所引发的胰腺炎。

(七)其他

高钙血症与甲状旁腺功能亢进可诱发急性胰腺炎；某些传染性疾病如流行性腮腺炎、病毒性肝炎等可伴有胰腺炎。

二、病理类型

急性胰腺炎的局部基本病理改变为水肿、出血、坏死,可分三型。

(一)水肿型胰腺炎

水肿型胰腺炎最常见,胰腺水肿、增大、变硬,表面充血,小网膜囊内一般无渗液。

(二)出血型胰腺炎

出血型胰腺炎较少见,胰腺充血水肿、散布出血灶,腹腔内可有大量血性渗液。

(三)坏死型胰腺炎

坏死型胰腺炎罕见,胰腺除水肿、出血外,可见片状坏死区,腹腔内血性渗液混浊、恶臭。

三、诊断

(一)临床表现

1.腹痛

腹痛为本病的主要症状,大多为突然发作,常于饱餐后1~2小时发病,疼痛为持续性,有阵发性加剧,呈钝痛、刀割样痛或绞痛,常位于上腹或左上腹,亦有偏右者,可向腰背部放散,仰卧位时加剧,坐位或前屈位时减轻。当有腹膜炎时,疼痛弥漫全腹。

2.发热

大部分患儿有中度发热。

3.恶心、呕吐与腹胀

起病时有恶心、呕吐,有时较频繁,呕吐物为当天所进食物,多同时伴有腹胀。

4.黄疸

黄疸较少见,主要见于胆道梗阻引起的胰腺炎患儿,于发病后第2～3天可出现轻度黄疸,数天后即消退。小儿罕见。

5.休克

休克仅见于急性出血坏死型胰腺炎,可逐渐发生或突然出现。

当急性胰腺炎为其他疾病的并发症时(如肾病综合征),它的腹部症状往往被严重的全身症状所掩盖,容易误诊。

(二)辅助检查

(1)血常规:多有白细胞计数增多,重症患儿因血液浓缩血细胞比容可达50%以上。

(2)淀粉酶测定:血淀粉酶一般在发病后8小时开始升高,48小时后下降,3～5天恢复正常。血清淀粉酶超过500苏氏单位有重要诊断价值。尿淀粉酶在发病后12～24小时开始升高,维持时间较长,连续增高时间可达1～2周,因此适用于就诊较晚的病例。超过300 U/h有诊断价值。

(3)淀粉酶肌酐清除率比值:肌酐清除率正常值不超过5%,急性胰腺炎可增高达3倍。

(4)血清脂肪酶测定:正常值为0.2～0.7 U/dL,急性胰腺炎时常超过1.5 U/dL。

(5)血清正铁血清蛋白。

(6)生化检查:血糖升高,血钙降低,三酰甘油增高。

(7)X线腹部平片:B超与CT扫描。X线片检查可观察有无肠麻痹,并有助于排除其他急腹症。B超检查及CT扫描观察胰腺的大小和形态,并对发现假性囊肿颇有帮助。

四、治疗

(一)内科治疗

抑制胰腺分泌、降低胰管内压、减少胰液外渗。

(1)禁食及胃肠减压。

(2)应用抑制胰腺分泌的药物:①抗胆碱能药物,如阿托品、奥芬溴铵、溴丙胺太林、乙酰唑胺。②H₂受体阻滞剂,如西咪替丁、雷尼替丁。③胰蛋白酶抑制剂,如抑肽酶。

(3)解痉止痛:①哌替啶;②硝酸甘油片;③异丙嗪;④抗生素常用大剂量广谱抗生素;⑤输液、抗休克及纠正水电解质平衡;⑥其他有血糖升高者可给予小剂量胰岛素治疗,对于急性坏死型胰腺炎伴休克或急性呼吸窘迫综合征者,可短期使用肾上腺皮质激素,如氢化可的松或地塞米松加入葡萄糖液静注滴注。

(二)外科治疗

急性胰腺炎内科治疗无效并出现以下情况者可考虑手术治疗。

(1)诊断不能肯定,且不能排除其他急腹症者。

(2)伴有胆道梗阻,需要手术解除梗阻者。

(3)并发胰腺脓肿或胰腺假性囊肿者。

(4)腹膜炎经腹膜透析或抗生素治疗无好转。

(三)预防

积极治疗胆道疾病,戒烟及避免暴饮暴食。

五、护理措施

(一)一般护理

(1)卧床休息,保证睡眠。

(2)禁食期间,患儿口渴,可用水漱口或湿润口唇,待症状好转逐渐给予清淡、流质、半流质、软质饮食,恢复期仍禁止高脂饮食。

(3)急性期按常规做好口腔、皮肤护理。

(4)说明禁食的重要性,消除不良心理活动,指导患儿使用放松技术,如缓慢的深呼吸,使全身肌肉放松。

(二)症状护理

(1)疼痛的护理:①剧烈疼痛时注意安全,必要时加用床挡。②按医嘱给予镇痛、解痉药。③遵医嘱禁食,给予胃肠减压,记录 24 小时出入量,保持管道通畅。

(2)恶心、呕吐的护理:①取侧卧位或平卧位,头偏向一侧。②呕吐后协助患儿漱口,及时清理呕吐物。③及时更换污染的衣物、被服。④开窗通风,减轻呕吐物的气味。⑤遵医嘱给予解痉、止吐治疗。

第七节　先天性巨结肠

先天性巨结肠(Hirschsprung's disease,HD)是常见的胃肠道发育畸形,发病率为 1/5 000～1/2 000。男与女之比为 4∶1。本病有遗传倾向,近年的调查显示家族性 HD 约为 4%。

HD 病变肠段神经节细胞缺如,是一种发育停顿。目前认为是在多基因遗传因子的条件下,胚肠发生了暂时性缺血、缺氧,故本病是遗传和环境因素的共同产物。男性发病率较高,是因所需的基因阈值较低之故。

神经节细胞缺如的肠段平滑肌持续收缩,呈痉挛状态,蠕动消失,形成非器质性肠狭窄,使得粪便通过发生障碍。在无神经节细胞段近端正常肠段,因粪便淤积,欲将粪便推入痉挛部位,久之,肠管有代偿性扩张、肥厚,形成巨大的扩张段。

一、新生儿 HD

(一)临床表现

约 2/3 的 HD 病例,在出生后 1～6 天发生急性肠梗阻,临床表现如下。

(1)胎粪便秘,24～48 小时没有胎粪排出,或只有少量胎粪,必须灌肠或用其他方法处理才有胎粪排出。这是由于胎粪不能通过痉挛狭窄的乙状结肠、直肠。

(2)呕吐亦为常见的症状,可能次数不多、量少,但也可能频繁不止,并带有胆汁。

(3)腹部膨胀,大多数为中等程度的腹胀,部分病例腹部极度膨胀,致压迫膈肌而引起呼吸困难,往往见到肠型,有时肠蠕动显著,听诊肠鸣音存在。

(4)直肠指诊对诊断颇有帮助,特点是在便秘情况下直肠壶腹空虚无粪,指检还可激发排便反射,拔出手指后,随着有胎粪或粪便排出,伴有大量气体,同时腹胀亦好转。

(二)并发症

1.肠梗阻

在便秘和部分性肠梗阻的基础上,逐渐或突然发展为完全性肠梗阻,如未及时进行积极治疗,往往导致死亡。

2.小肠结肠炎

这是新生儿 HD 最严重和常见的并发病,临床表现主要是腹泻。一般认为远端梗阻(包括失弛缓性内括约肌的作用),和因此而产生的结肠极度扩张及肠壁循环缺陷是基本原因。结肠扩大和壅滞有利于感染的扩散而加重病情。

小肠结肠炎发作时,患儿全身情况突然恶化,高热、呕吐、多次腹泻,并迅速出现严重脱水征象,腹部异常膨胀,小肠尤其结肠极度充气扩张,引起呼吸窘迫和面色青紫。腹壁皮肤发红,似有感染状,做直肠指检或插肛管时有大量奇臭的粪液或气体溢出。小肠结肠炎的病死率很高。

3.肠穿孔、腹膜炎

新生儿HD患儿的结肠内压力经常很高,尤其是伴发小肠肠炎时,黏膜可有溃疡、肠腔扩张,肠壁菲薄,血运较差,致使某些薄弱点逐渐发生坏死,最后穿孔发生腹膜炎。乙状结肠和盲肠穿孔最多见。

4.全身并发症

患HD的新生儿及婴幼儿,由于全身抵抗力低下,易发生感染和全身水肿等。

(三)辅助检查

凡新生儿在出生后胎粪排出时间较晚(24小时后),量较少,或经指检灌肠才排出胎粪,并伴有腹胀和呕吐,均应怀疑为HD。

1.X线检查

摄片前不做灌肠,先拍平片,然后做钡剂灌肠。

2.直立前后位平片

典型病例显示结肠低位肠梗阻的征象,有少数小肠段扩张及液平面阴影,多看到扩张的降结肠;另一有价值的征象是直肠内无气,表现为盆腔空虚。

3.钡剂灌肠摄片

常见型病变位于直肠和乙状结肠,诊断的准确率达80%左右。主要X线征象是无神经节细胞段与其近端结肠的直径有差别,直肠、乙状结肠扩张尚未形成,直径差异尚不显著,有时诊断困难。24小时复查多见到钡剂滞留对诊断有帮助。

(四)鉴别诊断

1.单纯性胎粪便秘或称"胎粪塞"

胎粪特别稠厚聚集在直肠内,新生儿肠蠕动微弱不能将其排出,可于出生后数天无排便。直肠指检的刺激多能发动排便反射,用盐水灌肠能清除胎粪,以后便不会再有便秘。

2.先天性肠闭锁

直肠指检仅见少量灰绿色分泌物,用盐水灌肠也不能排出大量胎粪。

3.新生儿腹膜炎

患儿有腹胀、呕吐、大便少或腹泻等症状,与新生儿HD发生小肠结肠炎的病例极为相似,鉴别诊断有时困难。出生后胎粪排出正常是很重要的一点,根据其感染的表现、发展情况和X线检查结果多能确诊。

4.新生儿坏死性小肠结肠炎

与HD伴发小肠结肠炎很难鉴别,但本病多是早产儿,出生后曾有窒息、缺氧、休克的病史,且有便血,X线片显示肠壁胃气囊肿,和(或)门静脉积气,在HD中则极罕见。

(五)治疗原则

新生儿HD的治疗有下列几种方案。

1.非手术疗法

非手术疗法适用于诊断未完全确定和有感染(如肺炎等)或全身情况较差的小儿,待小儿体重达8~10 kg或1岁左右再做根治手术。

2.结肠造瘘术

许多学者认为早期做结肠造瘘术是暂时处理新生儿HD较好的方法,待1岁左右施行根治手术。

3.根治手术

对诊断肯定、情况良好的新生儿HD,近年采用一期根治手术者越来越多,其优点是免除前两种方法在等待期间的艰难护理,使患儿早期恢复健康;其缺点是新生儿盆腔小,解剖较困难。总的来说,手术病死率略高于婴儿、儿童。

二、婴儿和儿童HD

(一)临床表现

婴儿和儿童HD病史相当典型,新生儿期或婴儿时就有便秘、腹胀和呕吐等情况,以后婴儿大便秘结需要灌肠、塞肛栓或服泻剂,便秘越来越顽固。

查体最突出的体征为腹胀,肠型隐约可见,腹部扣诊有时在左下腹可触及粪石块物,听诊肠鸣音亢进。直肠指检发现壶腹空虚。粪便停留在扩张的乙状结肠内,此征对常见型HD的诊断颇有价值。

(二)诊断

儿童HD的诊断不难,有长期便秘和腹胀等体征就应想到本病。为确定诊断可做下列检查。

1.钡剂灌肠X线检查

小儿多年便秘后,钡剂检查可见到明显的狭窄段和扩张段。在常见型病例中于狭窄段之近端可见到乙状结肠近端和降结肠明显扩张,有时处于中间的漏斗区清晰显影。在"短段型"病例中,狭窄段只有6~8 cm。有时甚至看不出明显的狭窄段,似乎从肛门上开始直肠立即扩张。

2.肛管直肠测压法

测定直肠和肛管括约肌的反射性压力变化,对诊断 HD 和鉴别其他原因的便秘甚有价值。

3.活体检查

直肠壁全层活检因需住院、全身麻醉且损伤性大,现多摒弃不用。

直肠黏膜吸引活检是采用黏膜吸引活检钳在直肠后壁吸引摘取小块黏膜和黏膜下层组织,进行组织学检查或乙酰胆碱酯酶组织化学检查。HE 染色法检查,观察黏膜下层有无神经节细胞,诊断率接近 100%。

(三)鉴别诊断

1.特发性 HD

此病有正常的神经节细胞。病因尚不完全明确,国外学者认为精神因素是主要原因,如小儿与父母关系不正常、恐惧、排便心理变态等。

2.继发性 HD

HD 的形成是继发于器质性原因的机械性不完全性肠梗阻。

3.其他原因的便秘

其他原因的便秘包括:①呆小病患儿在婴儿期、甚至新生儿期,就开始有便秘和腹胀。②大脑发育不良、大脑萎缩、小头畸形常伴有便秘和腹胀,可误诊为 HD。③维生素 B_1 缺乏可损坏肠壁神经节细胞,导致获得性巨结肠。

三、特殊类型 HD

(一)全结肠(包括全结肠和部分回肠)无神经节细胞症

绝大多数在新生儿期出现症状,胎粪排出延缓、有呕吐和腹胀,与常见型 HD 不同者,即在直肠指检时多不能发生排便反射,无大量气体和胎粪排出,检查之手指也没有染粪。少数病例于新生儿期没有症状或极轻,以后才出现间歇性便秘,并有进行性加重,直到几个月后才发生明显的全结肠狭窄。其他的征象:结肠较正常为短缩,结肠袋不如正常清楚,整个结肠壁似乎平坦僵硬,没有正常结肠的活动度和柔软性。病理切片对确诊甚为重要,虽然多数可证明整个结肠肌间神经丛神经节细胞缺如,且是全结肠型在组织学上异常相当多见。

(二)短段型 HD

无神经节细胞段局限于直肠末端 $6\sim8$ cm 者称为短段型 HD。在新生儿期即有便秘,少数略晚,症状略轻,早期腹胀不及常见型显著。钡剂灌肠摄片可见痉挛狭窄段仅占直肠末端几厘米。其上即是扩张的直肠近端或乙状结肠。有时很难与特发性巨结肠鉴别,短段型 HD 的肛门直肠测压没有内括约肌松弛反射,组织化学黏膜固有膜乙酰胆碱酶强阳性。

(三)肠神经元性发育异常病

肠神经元性发育异常病是 HD 最多见的类缘病,临床表现酷似 HD,如使用对 HD 的常规手术处理肠神经元发育不良症,往往导致治疗失败。本症的病理特点是:①肌间和黏膜下层神经丛增生;②交感神经发育不良;③乙酰胆碱酯酶活性升高;④黏膜肌层常有孤立的神经节细胞。

四、HD 的外科治疗

外科治疗的目的是针对着无神经节细胞的直肠和结肠,将其切除。在这方面有 4 种常用的手术,现将 4 种手术简单说明。

(一)拖出型直肠、乙状结肠切除术(Swenon 手术)

无神经节直肠、结肠切除后,近端结肠翻出肛门外做吻合。保留直肠前壁 3 cm,后壁 1 cm。

(二)结肠切除、直肠后结肠拖出术(Duhamel 手术)

无神经节结肠切除,直肠于腹膜反折水平切断,关闭直肠末端,正常结肠从直肠后拖出,钳夹结肠前壁和直肠后壁,夹钳脱落后,吻合即形成。

(三)经腹直肠、乙状结肠切除术(Rehbein 手术)

经腹切除无神经节结肠,于腹膜反折下 1 cm 切断结肠近端与直肠吻合。

(四)直肠黏膜剥离、结肠于直肠肌层内拖出切除术(Soave 手术)

无神经节结肠游离,将直肠黏膜剥离直到肛门,从肛门经直肠肌层鞘内拖出结肠,切除直肠黏膜及游离的无神经节结肠,结肠与肛门吻合。

(五)短段型治疗

在麻醉下强力扩张肛门,继之连续 3～6 个月(每天或隔天 1 次)在无麻醉下做直肠扩张,同时应用针刺疗法,多数短段型病例在扩张和针刺时期即能排便,不需洗肠,在疗程后也能持久排便。扩肛效果不佳者可做直肠肌层部分切除术治疗。

(六)全结肠型治疗

全结肠型治疗最多采用的是 Mattin 手术,其原理是将正常回肠与无神经节细胞的结肠做侧吻合术,借回肠的蠕动功能推进和排出粪便,也有人主张做全结肠切除术。

五、HD 的护理

(一)术前护理

1.饮食护理

给予高热量、高蛋白、高维生素、少渣饮食,术前 2 天改为流质饮食。

2.肠道准备

(1)术前 2 周开始,每天用生理盐水回流灌肠,必要时每天 2 次,术前 1 天早上、下午、晚上及手术当天早晨需行回流清洁灌肠。

(2)术前 3 天按医嘱给予口服肠道细菌抑制剂,如庆大霉素、甲硝唑等,同时给予维生素 K_1 110 mg 肌内注射,每天 1 次。

(3)灌肠注意事项:①选择大小合适的肛管或者硅胶导尿管,管子插入的长度应通过狭窄段进入巨结肠的肠腔内,用 38~41 ℃的生理盐水和甘油灌肠器行回流灌肠,每次灌入水量必须全部排出,防止水中毒。②插管时动作要轻柔,不可用暴力,以免损伤肠壁,甚至造成肠穿孔。灌肠过程应不断调整肛管的位置和深度,同时以手法按摩患儿腹部,向盆腔轻柔挤压,协助排便。③灌入水量应根据病情、年龄而定,一般为 100~150 mL/kg。灌肠液要分次灌入和抽出。④灌肠时要注意患儿的生命体征及全身情况,经洗肠后腹部变平软甚至凹陷,应用腹带给予腹部加压包扎,以防止突然腹压降低引起虚脱。⑤如近直肠处有粪石,应用手指抠出后再行回流灌肠。

(二)术后护理

1.病情观察

术后若有腹胀应报告医师,可在医师的指导下行肛管排气,严禁灌肠。术后 1 周禁用肛表。

2.饮食护理

待肠蠕动恢复,停止胃肠减压后可进少量流质饮食,以后逐步改为半流质饮食,对营养不良的患儿短期内可实施胃肠外营养支持疗法。

3.引流管护理

术后禁食,如有持续胃肠减压者,注意保持胃管通畅,观察引流液的颜色、性质、量。如有异常,立即报告医师。

4.肛门护理

术后注意肛塞的脱落时间,一般随第一次排便时一起排出;未脱落者应于术后 48 小时后拔除,保持肛门周围皮肤的清洁、干燥,每次大便后用碘伏棉球清洗肛周皮肤。

5.并发症护理

(1)大便失禁:术后应观察排便情况,对大便失禁的患儿,除做好肛门清洁护理外,训练患儿养成排便习惯,以求改善功能。

(2)小肠结肠炎:高热、腹泻、水样奇臭大便、腹胀,应考虑是小肠结肠炎,应协助医师抢救。

6.心理护理

尽量减少对患儿的不良刺激,治疗和护理集中进行,保证充分睡眠,有利于康复。特别要做好家长的心理疏导以配合治疗,树立对患儿治疗的信心。

7.健康教育

(1)嘱患儿不要挑食,应多吃蔬菜、水果等粗纤维食物,少吃辛辣刺激性食物。

(2)有意识地培养患儿按时排便的习惯,定期复查。

(3)了解有无肠吻合口狭窄,观察每次排便情况,若大便变细,说明有狭窄,应予以扩肛(教家长先用手指扩肛,以后改用扩肛器扩肛,每天1次,逐渐减少次数),半年后来院复查。

第八节 癫 痫

一、概述

癫痫是一组由不同病因所引起,脑部神经元高度同步化,且常具自限性的异常放电所导致,以发作性、短暂性、重复性的中枢神经系统功能失常的综合征,是小儿神经系统的常见病之一。我国癫痫的年发病率为(79～182)/10万人,多数癫痫在儿童期发病,很多癫痫仅见于小儿。

癫痫的病因可分为特发性、症状性和隐源性三类。①特发性:可能与遗传性癫痫有关。可能是多因素性遗传、多基因遗传或单基因遗传,也可为几个相邻基因的微缺失。②症状性:由已知的脑病变引起,包括脑的器质性、结构性病变或生化代谢紊乱等原因。③隐源性:疑为症状性,但根据当前的技术找不到结构或生化方面的原因。

（一）小儿时期常见的一些癫痫综合征

在癫痫中，由特定的症状和体征组成的特定的癫痫现象称为癫痫综合征。

1.婴儿早期癫痫性脑病

婴儿早期癫痫性脑病包括早期肌阵挛性脑病和大田原综合征，均为症状性癫痫。共同特征为：①3个月以内起病。②脑电图为暴发-抑制图形。③均有严重的精神运动发育落后。④治疗困难，各种抗癫痫药物及促肾上腺皮质激素疗效均差，预后不好。

2.婴儿痉挛症

婴儿痉挛症又称 West 综合征。起病在1岁以内，高峰期为4～7个月。发作形式为连续成串出现的强直性痉挛，表现为两臂前举，头和躯干向前屈曲，少数病例向背侧呈伸展位。95％的病例有精神运动发育落后。脑电图呈高峰节律紊乱。

3.林-戈综合征

林-戈综合征占小儿癫痫的2％～3％，起病多在3～5岁。临床有多种类型的癫痫发作，强直性发作是最有特异性的发作，其他有不典型失神、失张力和肌阵挛发作，同一患儿具有2种或2种以上的发作形式，也可由一种形式转变为另一种形式。发作频繁，约2/3有癫痫持续状态，持续数天或数周。脑电图呈现背景活动变慢，慢棘慢波，或多灶性异常。智力发育落后，治疗困难。抗癫痫药物效果差。

4.儿童良性癫痫伴中央颞区棘波

儿童良性癫痫伴中央颞区棘波是常见的小儿癫痫综合征，起病于2～13岁，常有癫痫家族史，发作形式为部分性发作，多出现于睡眠期，意识常不丧失，可继发全身性发作。脑电图背景正常，一侧或双侧的中央区或中颞区有散发棘慢波。神经系统检查无异常，智力正常，预后好。儿童良性癫痫伴中央颞区棘波多在20岁以前停止发作。

5.全面性癫痫伴热性惊厥附加症（GEFS＋）

有热性惊厥的儿童，如果6岁之后仍有热性惊厥，或者出现不伴发热的全面性强直-阵挛发作，称之为热性惊厥附加症（FS＋）。有些 FS 患儿表现为 FS＋伴失神，FS＋伴肌阵挛，FS＋伴失张力等，则称之为 GEFS＋，该综合征属于常染色体显性遗传，其基因位于染色体19q 或2q 上。FS＋和 GEFS＋患儿大多预后良好。

6.获得性癫痫性失语

获得性癫痫性失语是一种少见的年龄依赖性癫痫综合征,主要临床特点为:①儿童期获得性失语。②脑电图以颞区为主的痫样放电。③全面性和(或)局部性癫痫发作。④无明显脑结构性异常。

(二)发作类型

发作类型主要根据发作时的临床表现和相应的脑电图特点,分为部分性发作和全身性发作。

1.部分性发作

部分性发作在发作开始时均表现为限于一侧半球内的神经元活动异常,发作时意识不丧失,又可分为以下三类。

(1)简单部分性发作:简单部分性发作,发作时无意识障碍,脑电图可以在对侧相应区域记录到局灶性异常放电,又可分为以下四种:①运动症状发作,可为局灶性运动性发作、杰克逊发作、旋转性发作、失语性发作、抑制性运动性发作、眼阵挛性癫痫性发作、眼球转动性癫痫性发作。②感觉症状发作,发作时可表现为感觉异常,分为躯体感觉或特殊感觉(视、听、嗅、味)。③自主神经症状发作,表现多种多样,可表现为胃肠道症状、心血管症状等。④精神症状发作,常表现为发作性情感障碍、发作性记忆障碍、发作性错觉、发作性认知障碍。

(2)复杂部分性发作:发作时有意识障碍(但不是意识丧失),同时有多种简单部分性发作的内容,常有精神症状性发作。自动症常出现于复杂部分性发作。自动症是在癫痫发作中(或发作后)意识模糊状态下的一些不自主的运动,发作后常有遗忘,表现可以是一些进食动作或一些简单重复动作,但并非复杂部分性发作所特有。

(3)部分性发作转化为全身性发作:由简单部分性发作或复杂部分性发作泛化为全面性发作,也可由简单部分性发作发展为复杂部分性发作,然后继发全面性发作。

2.全身性发作

全身性发作又称全面性发作,可以是惊厥性或非惊厥性发作。发作开始即为双侧性,均有意识障碍(常表现为意识丧失),常见的有以下几种。

(1)强直-阵挛发作:发作时突然意识丧失,全身强直收缩,眼睁大、眼球上翻,呼吸暂停,青紫,瞳孔散大,对光反射消失,持续数秒或数十秒后转入阵挛期。阵挛期表现为肢体有节律的抽动,一般发作持续1~5分钟。阵挛停止后有数秒钟的肌无力期。发作后有一段意识混沌或嗜睡,然后转入清醒状态,发作后常感到疲倦、头痛,有时呕吐或全身肌肉疼痛。

(2)失神发作:可分为典型失神及非典型失神两种。①典型失神,表现为突然发生的意识丧失,但不摔倒,中断正在进行的活动。两眼茫然凝视或上翻,持续5～15秒,很少超过1分钟。发作停止后继续原来的活动,对刚才的发作不能回忆。其脑电图一般为规则的、对称的3 Hz(有时为2～4 Hz)棘慢波,也可为多棘慢波。发作间期脑电图背景活动正常。②非典型失神发作,发作开始和结束的过程相对较慢。肌张力改变较明显,有时可出现跌倒。脑电图在发作期多为不整齐、不规则棘慢波,频率在2～4 Hz,对称性和同步性较差。发作间期脑电图背景活动不正常。

(3)强直性发作:表现为全身或部分肌肉持续、强烈地收缩,使患儿躯干或肢体固定于某种姿势持续5～20秒或更长。发作时脑电图为低波幅9～10 Hz的快活动或快节律多棘波。发作间期背景活动异常。

(4)阵挛性发作:发作时突然意识丧失,面部或肢体出现有节律的抽动,肢体呈屈伸的动作。小儿常见。发作时脑电图表现为快活动及慢波,有时为棘慢波。发作间期脑电图为棘慢波或多棘慢波。

(5)肌阵挛发作:表现为突然、快速有力的肌肉收缩,可对称累及大范围的肌群,也可累及面部、躯干或某个肢体,甚至个别肌肉或肌群。整个肌肉收缩活动大约为0.2秒。临床表现为突然点头、弯腰或后仰、两臂快速抬起或单臂突然挥动。发作可以呈单个动作或呈连续成簇的发作。发作期脑电图为多棘慢波,也可为棘慢波或尖波。

(6)失张力发作:表现为肌肉张力突然降低而引起的姿势改变,一般在站立或坐位时才能被发现,表现为突然意识丧失(时间极短),头前垂,下颌松弛,两臂下垂,手半张开,屈髋、屈膝、缓慢跌倒。摔倒后(通常持续1～2秒)意识及肌张力迅速恢复正常,随即站起。有时未等摔倒在地时意识已恢复,患儿能立即站起,有时发作可连续数次。发作期脑电图为棘慢波或多棘慢波、尖慢波。

(三)癫痫持续状态

癫痫持续状态指一次癫痫发作持续30分钟以上,或者反复发作达30分钟以上,其间意识不能恢复者。

1.全面性癫痫持续状态

(1)全面性惊厥性癫痫持续状态:①全面强直-阵挛性癫痫持续状态,以全面性强直-阵挛发作开始,惊厥持续达30分钟以上,或反复强直-阵挛发作,发作期间意识不能恢复达30分钟以上。②强直性癫痫持续状态。③阵挛性癫痫持续状态。④肌阵挛性癫痫持续状态。

(2)全面性非惊厥性癫痫持续状态:①典型失神癫痫持续状态;②不典型失神癫痫持续状态;③失张力性癫痫持续状态。

2.部分性癫痫持续状态

部分性癫痫持续状态包括:①部分性惊厥性癫痫持续状态;②部分性非惊厥性癫痫持续状态。

3.不易确定类型的癫痫持续状态

不易确定类型的癫痫持续状态包括:①轻微发作型,癫痫性昏迷;②新生儿惊厥持续状态,游走性发作。

二、诊断

(一)脑电图检查

脑电图是诊断癫痫的重要手段,可以确定发作的性质和部位,也有助于明确癫痫的分类。脑电图异常波形(棘波、尖波、棘慢复合波、尖慢复合波等)的存在有助于排除非癫痫性发作性疾病。为了明确诊断,有时需做睡眠和24小时脑电图或录像脑电图监测以提高诊断的准确率。

(二)神经影像学检查

神经影像学检查有助于发现病灶和病因。MRI比CT敏感,对发现颞叶癫痫的海马体硬化及神经系统变性和发育畸形有较大的价值。正电子发射断层显像和单光子发射计算机断层成像可了解病灶的代谢和血流灌注情况。

(三)血、尿生化检查及脑脊液检查

血、尿生化检查及脑脊液检查可发现代谢异常、感染、中毒、免疫紊乱等病因。

三、鉴别诊断

(一)屏气发作

屏气发作又称呼吸暂停症,多6~18个月起病,1~2岁发作最频繁,5岁前多停止发作。常以恐惧、疼痛、发怒或要求未得到满足为诱因。开始为大声啼哭,随即呼吸停止于呼气时相,并出现青紫。严重者有短暂的意识障碍,全身强直或肌肉抽动。1~3分钟呼吸恢复,青紫消失,肌肉放松,意识恢复。脑电图正常。

(二)晕厥

晕厥是暂时性的脑血流灌注不足和缺氧引起的一过性意识障碍,多见于青

春期。发作期脑电图正常或非特异性慢波。

(三)癔病性发作

癔病性发作与精神因素有关,表现为发作性晕厥和四肢抽动,但意识常存在。无神经系统阳性体征,脑电图正常。暗示疗法可终止发作。

(四)睡眠障碍

睡眠障碍如夜惊、梦游、梦魇、发作性睡病等。

四、治疗

应努力控制发作,提高患儿的生活质量。

(一)抗癫痫药物的治疗原则

(1)早期治疗:一旦明确诊断,就应药物治疗,以免严重发作引起的永久性脑损伤。

(2)根据发作类型选药,见表 6-1。

表 6-1　小儿癫痫发作类型与适用药物

发作类型	传统药	新药
简单部分性发作	PB、CBZ、PHT、PRI、VPA	TPM、VGB、GBP、TGB、OXC、ZNS
复杂部分性发作	CBZ、PB、PHT、PRI	TPM、VGB、GBP、TGB、OXC、ZNS
强直-阵挛发作	PB、CBZ、PHT、VPA、PRI	TPM、VGB、OXC、GBP、TGB
失神发作	VPA、ESM、CZP、LTG、TPM	
肌阵挛、失张力发作	VPA、CZP、NZP、ESM	LTG、TPM、FBM
强直发作	CBZ、PB、NZP	LTG、TPM
West 综合征	ACTH、泼尼松、NZP、VPA	TPM、LTG、VG
Lennox-Gastaut 综合征	VPA、CZP、NZP	LTG、TPM、VGB

注:PB 为苯巴比妥,CBZ 为卡马西平,PHT 为苯妥英钠,PRI 为扑米酮,VPA 为丙戊酸,TPM 为托吡酯,VGB 为氨己烯酸,GBP 为加巴喷丁,OXC 为奥卡西平,ZNS 为唑尼沙胺,TGB 为夏加平

(3)单药治疗与联合用药:为避免多药联合的不良反应或增加毒性,尽量采用单药治疗。且大部分患儿仅用一种药物即可控制发作。对难治性癫痫患儿或多种类型发作者需联合用药。

(4)用药个体化:由于遗传和环境因素的不同,每一种药物的吸收、代谢、排泄等药代动力学规律都有明显的年龄差异和个体差异。因此,用药应先从小剂量开始,逐渐增加,直到达到有效血浓度或临床最佳疗效为止。

(5)服药规律,疗程要长:每天给药次数视药物的半衰期和临床发作情况。一般在控制发作后还要继续服药 2～4 年。

（6）停药过程要慢：停药前要有缓慢的减量过程，一般要 3～6 个月，甚至 1 年，如突然停药易引起癫痫持续状态。

（7）定期复查，注意观察疗效及毒副作用，有条件时应做血药浓度监测。

（二）常用抗癫痫药物

1.传统抗癫痫药物

儿科常用的传统抗癫痫药有苯巴比妥（PB）、丙戊酸钠（VPA）、卡马西平（CBZ）、苯妥英钠（PHT）、氯硝西泮（CZP）等，见表 6-2。

表 6-2　传统抗癫痫药物

药名	每天剂量(mg/kg)	半衰期(h)	有效血浓度(pg/mL)	主要不良作用
丙戊酸钠(VPA)	15～40	8～15	50～100	食欲增加、肥胖、肝损害
苯巴比妥(PB)	3～5	50～160	20～40	嗜睡、多动、兴奋、皮疹
卡马西平(CBZ)	10～30	8～20	4～12	皮疹，白细胞计数减少
苯妥英钠(PHT)	3～6	12～30	10～20	牙龈增生，毛发增多，共济失调，皮疹，白细胞计数减少，肝损害
氯硝西泮(CZP)	0.02～0.2	20～40	20～80	嗜睡，呼吸道分泌物增多，肌肉松弛

2.新型抗癫痫药物

（1）托吡酯片（TPM）：广谱抗癫痫药，每天维持剂量 3～6 mg/（kg·d）。从 0.5～1 mg/（kg·d），3～4 周增加到有效剂量。主要不良反应是少汗、食欲缺乏、体重不增或降低、思维慢、找词困难等。

（2）拉莫三嗪（LTG）：广谱抗癫痫药，每天剂量是 5～15 mg/（kg·d），若与 VPA 合用，则减至 1～5 mg/（kg·d）。主要不良反应是皮疹、困倦、共济失调、胃肠道反应等。

（3）奥卡西平（OCBZ）：主要用于难治性癫痫，对局灶性发作效果较好。用量是 10～30 mg/（kg·d），不良反应与卡马西平相似，但皮疹发生率比卡马西平低。

3.癫痫持续状态的治疗

（1）原则：①尽快控制发作；②保持呼吸道通畅；③保护脑和其他重要脏器功能，防止并发症；④病因治疗；⑤发作停止后，给予抗癫痫药物以防复发。

（2）控制发作：①首选苯二氮䓬类快速止惊，多用安定 0.25～0.5 mg/kg 静脉注射（速度约每分钟 1 mg），必要时 20 分钟可再用。氯硝西泮剂量约为地西泮的 1/10，为每次 0.01～0.1 mg/kg，可使约 80% 惊厥性持续状态停止而无明显不良反应。②对少数无效病例可选用以下药物：苯妥英钠、苯巴比妥钠。③对顽固性发作而上述药物均无效者，可使用基础麻醉剂。

（3）手术治疗：主要用于规范的药物治疗无效或效果不佳、频繁发作影响患儿的日常生活且适于手术者。主要手术方法有癫痫灶切除、胼胝体部分切开、病变半球切除术等。

五、护理措施

（一）休息与运动

发作期绝对卧床休息，避免跌倒与撞伤，缓解期保持规律的生活作息，适当活动与休息。

（二）饮食护理

发作期禁饮食，缓解期给予清淡、易消化饮食，避免过饱和刺激性食物。

（三）用药护理

发作期应用地西泮等控制癫痫药物时，注意准确用量、观察有无呼吸抑制发生。缓解期指导准确按时服药，观察用药效果及不良反应。

（四）心理护理

加强沟通，解除患儿及其家长焦虑、恐惧心理，增强患儿及其家长对治疗与护理的依从性。

（五）病情观察与护理

观察发作时伴随症状、持续时间，患儿的生命体征、瞳孔大小、对光反射及神志改变。观察有无呼吸急促、发绀，监测动脉血气分析及结果，及时发现酸中毒表现并给予纠正，给予合理的氧疗措施。观察循环衰竭的征象，备好抢救物品、药物。

（六）基础护理

1.防窒息

有舌后坠者可用舌钳将舌拉出。

2.防咬伤

在患儿上、下臼齿之间放置牙垫或厚纱布包裹的压舌板。

3.防撞伤及坠床

创造安全的病室环境，保护患儿肢体，防止抽搐时碰撞造成皮肤破损、骨折或脱臼。

4.保持呼吸道通畅

必要时用吸引器吸出痰液,准备好开口容器和气管插管物品。

(七)去除和避免诱发因素

积极治疗原发病,控制急性发作,缓解期避免诱发因素和各种危险活动,如过饱、情绪紧张、受凉、感染等。

参考文献

［1］刘萍.内科临床护理技能实践［M］.汕头：汕头大学出版社，2019.

［2］魏燕.实用临床护理实践［M］.长春：吉林科学技术出版社，2019.

［3］张世叶.临床护理与护理管理［M］.哈尔滨：黑龙江科学技术出版社，2020.

［4］王绍利.临床护理新进展［M］.长春：吉林科学技术出版社，2019.

［5］王海玲.内科护理学诊疗精粹［M］.长春：吉林科学技术出版社，2019.

［6］王金保.普通外科手术技术与临床实践［M］.天津：天津科学技术出版社，2020.

［7］陈娜，陆连生.疾病观察与护理技能丛书内科疾病观察与护理技能［M］.北京：中国医药科技出版社，2019.

［8］马晓霞.实用临床护理技术［M］.长春：吉林科学技术出版社，2019.

［9］池末珍，刘晓敏，王朝春.临床护理实践［M］.武汉：湖北科学技术出版社，2018.

［10］张风英.实用临床护理指南［M］.长春：吉林科学技术出版社，2019.

［11］王锡唯.内科护理查房［M］.杭州：浙江大学出版社，2019.

［12］叶志香，吴文君，邵广宇.外科护理［M］.武汉：华中科技大学出版社，2018.

［13］彭旭玲.现代临床护理要点［M］.长春：吉林科学技术出版社，2019.

［14］魏晓莉.医学护理技术与护理常规［M］.长春：吉林科学技术出版社，2019.

［15］刘奉，成红英.儿科护理［M］.武汉：华中科学技术大学出版社，2020.

［16］吴卓洁，冷静.儿科护理［M］.北京：人民卫生出版社，2020.

［17］张玉兰，卢敏芳.儿科护理［M］.北京：人民卫生出版社，2020.

［18］吴欣娟.临床护理常规［M］.北京：中国医药科技出版社，2020.

［19］潘洪燕，龚姝，刘清林，等.实用专科护理技能与应用［M］.北京：科学技术文

献出版社,2020.

[20] 刘扬,韩金艳,刘丽英.全科护理实践[M].长春:吉林科学技术出版社,2019.

[21] 胡卓弟.实用临床护理技术[M].长春:吉林科学技术出版社,2019.

[22] 李明合,王娜,饶春艳.儿科护理实训[M].北京:中国协和医科大学出版社,2020.

[23] 颜德仁.儿科护理[M].上海:同济大学出版社,2020.

[24] 陈玉洁.儿科护理细节问答[M].北京:科学技术文献出版社,2020.

[25] 徐宁.实用临床护理常规[M].长春:吉林科学技术出版社,2019.

[26] 任潇勤.临床实用护理技术与常见病护理[M].昆明:云南科学技术出版社,2020.

[27] 曾菲菲,张绍敏.护理技术[M].北京:北京大学医学出版社,2020.

[28] 曾广会.临床疾病护理与护理管理[M].北京:科学技术文献出版社,2020.

[29] 万霞.现代专科护理及护理实践[M].开封:河南大学出版社,2020.

[30] 周秉霞.实用护理技术规范[M].长春:吉林科学技术出版社,2019.

[31] 柳淑芳,汪艳霞.基本护理技术[M].武汉:湖北科学技术出版社,2018.

[32] 李艳丽.实用护理操作与规范[M].长春:吉林科学技术出版社,2019.

[33] 江春霞.临床妇产与儿科护理技术[M].长春:吉林科学技术出版社,2020.

[34] 杨玉梅,余虹.基础护理[M].北京:北京出版社,2020.

[35] 高清源,刘俊香,魏映红.内科护理[M].武汉:华中科技大学出版社,2018.

[36] 黄雪英.护理干预在纤维支气管镜检查中的应用临床疗效观察[J].名医,2020(1):195-195.

[37] 李水娥.中年妇女常见妇科疾病的治疗方案及预防保健方法[J].智慧健康,2020(7):77-78.

[38] 郭珍.持续性护理结合康复指导对胫骨骨折患者术后膝关节功能及并发症的作用[J].医药界,2020(23):0070-0070.

[39] 刘冠岐,黄晓丽.重症急性胰腺炎肠黏膜机械屏障损伤机制的研究进展[J].世界最新医学信息文摘,2020(4):31-32.

[40] 邓俊峰.浅谈 PDCA 循环管理在脑梗死护理及健康教育中的重要性[J].世界最新医学信息文摘,2020(51):247-248.